Homöopathie für den Hebammenalltag

von Ingeborg Stadelmann

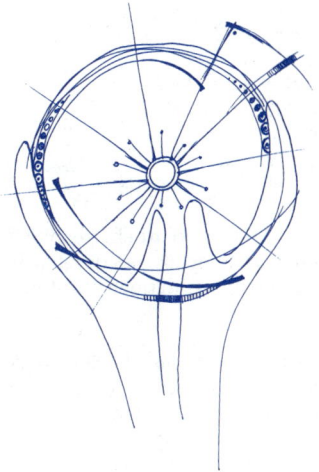

Wichtiger Hinweis

Dieses Handbuch dient als Nachschlagewerk für den Hebammenalltag. Jede Leserin und jeder Leser ist aufgefordert, in eigener Verantwortung zu entscheiden, ob und inwieweit homöopathische Arzneien eingesetzt werden können. Das Buch soll jedoch ausführliche Fachliteratur nicht ersetzen. Jede Hebamme ist verpflichtet, im Rahmen ihrer Eigenverantwortung und ihrer Dienstordnung zu entscheiden.

ISBN 978-3-943793-04-8
3. Auflage 2018
© 2010, 2018 Stadelmann Verlag
Nesso 8, 87487 Wiggensbach
Fax: 08370–8896
www.stadelmann-verlag.de
E-Mail: info@stadelmann-verlag.de

Umschlagillustration: Torill Glimsdal-Eberspacher, Betzigau
Umschaggestaltung: Kösel, Krugzell
Lektorat: Marina Burwitz, München
Gesamtherstellung: Kösel, Krugzell
Gedruckt und hergestellt in Deutschland

Inhaltsverzeichnis

VORWORT

Samuel Hahnemann (1756–1843) schuf das Werk der Homöopathie, wie wir sie heute noch erfolgreich ausüben. Sein »Organon der Heilkunde«, 1810 erstmalig verfasst und in sechs Auflagen verfeinert, stellt bis heute und auch für die Zukunft die Grundlage für die Ausübung der Homöotherapie dar.

Die Schulmedizin schätzt für ihr Wissen eine gültige Halbwertszeit von fünf Jahren und hat sich in ihrer Entwicklung mehrfach selbst überholt: Erkenntnisse von heute sind der Irrtum von morgen. Seit Robert Koch 1882 den Bazillus bei der Tuberkulose entdeckte und sich darin verstieg, in jeder Krankheit müsse ein Erreger gesucht und dann erledigt werden, erleben wir eine Kriegserklärung nach der anderen gegen Erreger in Form von Antibiotika und anderen Antistoffen. Aber die Theorie versagt bei den drängendsten Problemen unserer Zeit, wie Allergien, Rheuma, Diabetes mellitus, Autoimmunkrankheiten, Bluthochdruck und der Krebserkrankung. Hier zeigt sich heute eher Hilflosigkeit. Trotzdem wird weiter nach einer Fremdsubstanz geforscht, die für erregerfreies Leiden verantwortlich sein könnte. Dann müssen es die Pollen beim Heuschnupfen sein, oder das schädigende Gift beim Chromosomenschaden, der zu Krebs führt. Diese monokausale Sicht ist unrealistisch.

Worauf können wir uns denn noch verlassen? Auf uns selbst, auf die eigenen Fähigkeiten, auf unsere Funktionstüchtigkeit, die uns durch die Evolution gegeben wurde! Lediglich die Rahmenbedingungen haben sich seit Hahnemann positiv verändert. Der Wohlstand ermöglicht Vollernährung und ein hohes Alter zu erlangen. Unter diesen günstigen Bedingungen kann sich jede Frau eine Gesunderhaltung von der Schwangerschaft an leisten. Es geht hierbei um die Verbesserung der eigenen Fähigkeiten, eine unbeschwerte und erfüllende Schwangerschaft zu erleben, das Kind aus eigener Kraft zu gebären, erfolgreich zu stillen und ihm einen guten Lebensstart zu ermöglichen. Treten Beschwerden auf, kann die Homöopathie als erste ganzheitliche Maßnahme genutzt werden, um die Selbstheilung zu aktivieren. Schritt für Schritt können positive Lösungswege mit Globuli erfahren werden. Mit jedem zunächst kleinem und dann größerem Erfolg der Selbstheilung wachsen das Selbstbewusstsein der Frau, des Kindes und dann der Familie. Sie erleben die Weisheit Hahnemanns gültig bis in unsere hochtechnisierte Zeit.

Im vorliegenden Buch wird dieser erste Einstieg aufgezeigt. Orientiert an klinischen Beschwerden werden verschiedene Homöopathika differenziert. Das Ziel ist die Wahl nur eines Arzneimittels, dessen Ähnlichkeit zu den Beschwerden der Erkrankten mit wenigen Informationen angedeutet wird. Es dient der Schnellorientierung für Homöopathie-Ausgebildete im geburtshilflichen Alltag. Nachdem die erste Arzneiidee gefunden ist, wird der Griff zur nächsten Quelle, zu den Arzneilehren notwendig, um die Ähnlichkeit mit einer tiefergehenden Begründung zu bestätigen, was durch die bereits vorhandenen Literaturverweise zügig geschehen kann. Das vorliegende Kitteltaschenbuch ist eine Zusammenfassung meiner Ausbildungsinhalte für Hebammen. Frau Stadelmann hat sich die Mühe gemacht, diese schnelle Brücke vom Erstkontakt zu den Quellen des homöopathischen Arzneiwissens zu bauen. In diesem Sinne wünsche ich dem Buch eine große Verbreitung und breite Akzeptanz.

Dr. Friedrich P. Graf, Plön/Holstein
im Februar 2013

GELEITWORT

Das Bücherangebot zur Homöopathie ist in den letzten Jahren stetig gewachsen und vielfältiger geworden, insbesondere auch für die Frauen- und Kinderheilkunde. Dennoch fehlte bisher ein kleiner, in jede Tasche passender Ratgeber speziell für Hebammen mit knappen, auf den Punkt gebrachten Informationen zu homöopathischen Arzneimitteln rund um die Themen Schwangerschaft, Geburt und Stillzeit.

Diese Lücke schließt nun Ingeborg Stadelmanns kleines »Kitteltaschenbuch«. Als erfahrene Hebamme weiß sie, dass sich mit umfangreicher Literatur in der alltäglichen Berufspraxis nicht arbeiten lässt. Das homöopathische Wissen muss sitzen – oder zumindest schnell verfügbar sein.

Das kleine Buch besticht durch eine sehr klare und übersichtliche Anordnung der Kapitel. Die einleitenden Worte zu jedem Krankheitsbild umfassen präzise das Wesentliche, und die angeführten homöopathischen Arzneimittel werden treffend durch die jeweils prägnanten Eigenschaften charakterisiert. So wird eine rasche Mittelfindung ermöglicht. (Die ausführlichen Beschreibungen der homöopathischen Mittel können dann nach Feierabend in aller Ruhe zu Hause in einer großen Materia Medica nachgelesen werden.)

Erfreulicherweise hält die Homöopathie als sehr sanfte und nebenwirkungsarme Medizin immer mehr Einzug in den Hebammenalltag, sowohl in den Hebammenpraxen als auch in den Kliniken. Das ist umso mehr zu begrüßen, da die Erfahrung zeigt, dass Homöopathie bei unseren Kleinsten, den Säuglingen, und in Zeiten von großen Hormonumstellungen, wie Schwangerschaft und Geburt es sind, besonders schnell und leicht zum seelischen und körperlichen Gleichgewicht zurückführt.

Deshalb wünsche ich diesem Buch viele Kitteltaschen (und Hebammenkoffer), in denen es stets griffbereit zu finden ist.

Helge-Kristine Gross
(Apothekerin und Heilpraktikerin)

Einleitung

Dieses »Kitteltaschenbuch« ist gedacht als schnelles Nachschlagewerk für den Hebammenalltag. Es will zum einen das Interesse an der Homöopathie wecken, zum anderen aber auch zeigen, dass es notwendig ist, sich intensiv mit dieser naturheilkundlichen Methode auseinanderzusetzen. Denn homöopathische Globuli bringen nur Erfolg, wenn sie mit Fachwissen und Achtsamkeit eingesetzt werden. Dann jedoch werden Sie rund um die Geburtshilfe immer wieder erstaunliche Erfahrungen damit machen können.

Der vorliegende Ratgeber kann keine ausführliche Fachliteratur und schon gar nicht medizinische Notfallmaßnahmen ersetzen. Aber er erleichtert vielleicht, trotz seiner Knappheit, den schnellen und sicheren Griff zur richtigen Arznei. Die Auswahl der Arzneien (s. auch Arzneimittelverzeichnis, S. 236–239) beruht auf langjähriger Hebammenerfahrung und dem intensiven Austausch mit Kolleginnen in meinen Ausbildungsseminaren. Sie stellt jedoch nur einen Teil der insgesamt in der Homöopathie zur Verfügung stehenden Arzneien dar.

Selbstverständlich können Globuli eine liebevolle Begleitung wie etwa eine Massage, eine Einreibung oder einen Aromawickel nicht ersetzen, denn erst menschliche Zuwendung und mit ihr die Berührung des Sinnesorgans Haut öffnet das Tor zum zentralen Nervensystem. Letzteres wiederum macht mit der Ausschüttung von Hormonen und Neurotransmittern z. B. die Geburt leistbar. Aber auch bei einer Risikoschwangerschaft, einer gestörten Rückbildung oder einer beschwerdereichen Mastitis steuert es mit körpereigenen Maßnahmen wirkungsvoll gegen. Durch die zusätzliche Gabe eines homöopathischen Arzneimittels wird dieser Selbstheilungsprozess verstärkt angeregt.

Im Rückblick auf mittlerweile mehr als zwei Jahrzehnte Erfahrung kann ich bestätigen, dass Homöopathie und Aromatherapie sich wunderbar ergänzen. Für ein wirksames Zusam menspiel von Öl und Arznei kommt es vor allem darauf an, dass auf die Antidote geachtet wird, also jene wenigen ätherischen Öle, die die Wirkung der homöopathischen Arzneien aufheben können, vermieden werden (s. S. 26 f.). In meinem Ratgeber »Aromatherapie von der Schwangerschaft bis zur Stillzeit« finden Sie eine Fülle von praktischen Tipps, wie Sie ätherische Essenzen und bewährte *Original-Stadelmann®-Aromamischungen* während der Schwangerschaft, Geburt und Stillzeit unterstützend zur Homöopathie einsetzen können.

Mein Dank gilt allen Frauen, die ich homöopathisch begleiten durfte. Dies wäre jedoch nicht möglich gewesen ohne das wertvolle Wissen, das mir Dr. med. Friedrich Graf seit 1987 in zahlreichen Homöopathie-Seminaren vermittelt hat.

Mittlerweile leite ich in Zusammenarbeit mit der Bahnhof-Apotheke Kempten selbst Ausbildungsseminare zur Homöopathie rund um die Geburt. Durch sie wurde ich schließlich ermutigt, diesen Taschenbuchratgeber für Hebammen zu verfassen.

Danken möchte ich auch meiner Lektorin Marina Burwitz, die dieses Werk mit viel Einfühlungsvermögen und der ihr eigenen Genauigkeit begleitet hat.

Zum Schluss gilt meine Anerkennung wie immer meinem Mann Konrad, der mich während der Entstehungsphase dieses Buches fürsorglich mit Speis und Trank versorgt hat und geduldig viele Winterabende allein am Kachelofen verbracht hat.

Ingeborg Stadelmann, Wiggensbach im April 2010

Mein Dank gilt Kolleginnen für ihre positiven Rückmeldungen, sie waren Motivation, das Buch noch arbeitsfreundlicher auszustatten. Wichtige Ergänzungen aus der Praxis sind eingeflossen und das Kurzrepertorium erheblich erweitert worden.

Ingeborg Stadelmann, Wiggensbach im Mai 2018

Grundlagen der Homöopathie

Die klassische Homöopathie ist eine Reiztherapie, die auf der Grundlage der Ähnlichkeitsregel von Samuel Hahnemann (1755–1843) aufbaut. Diese besagt, dass die Krankheitssymptome des Erkrankten dem Arzneisymptom ähnlich sein müssen, d.h. der Patient soll mit dem Arzneimittel behandelt werden, das bei Gesunden ähnliche Symptome hervorzurufen vermag. Hahnemanns Erkenntnis beruhte auf Selbstversuchen mit der Chinarinde (1790), der unzählige weitere Arzneimittelprüfungen folgten.

Leitgedanken

Das Selbstheilungsprinzip

Grundsätzlich muss immer abgewogen werden, ob und wann eine homöopathische Arznei gegeben werden soll. Denn Hahnemann und seine frühen Nachfolger haben diese in erster Linie bei lebensbedrohlichen Krankheiten angewendet. Hierzu zählen natürlich nicht die vielen Indikationen rund um die Geburtshilfe, bei denen wir heute die Homöopathie einsetzen.

Wir Hebammen arbeiten eigenverantwortlich im regelrechten Bereich von Schwangerschaft, Geburt und Wochenbett. Es gilt also heute mit der Homöopathie in dieser Lebensphase frühzeitig die Weichen zu stellen, dass aus vorhandenen kleineren Beschwerden erst gar keine Pathologien entstehen – nämlich oftmals dann schon, wenn die ersten auffallenden Gemütsveränderungen sichtbar werden, die fast immer vor Beginn einer körperlichen Problematik bestehen. Es ist wichtig, auch bei einfachen Beschwerdebildern den Gesamtkomplex Mensch zu betrachten und z.B. zu wissen, dass bei einer Frau Ängste sehr wohl zu vorzeitigen Wehen führen können oder noch beschwerdefreie Varizen sich zu einer Thrombophlebitis entwickeln können, genau genommen aber der Hinweis auf einen venösen Stau im kleinen Becken sind, der möglichst früh reguliert werden sollte. Eine auffallende Verdauungsstörung beim Neugeborenen, die von Fachleuten oft als banale Blähungen abgetan werden, kann für die Eltern so belastend werden, dass die Tage und Nächte zum Drama werden und die Eltern-Kind-Bindung extrem gestört wird, am Ende kommen womöglich noch starke Medikamente zum Einsatz. Durch rechtzeitige homöopathische Arzneigaben kann jedoch das Selbsthilferegulationssystem des Kindes aktiviert werden und die junge Familie eine gesunde Bindung erleben.

Die Ähnlichkeitsregel
Um das richtige Arzneimittel zu finden, auch Simile genannt, muss der wichtigste Leitsatz Hahnemanns beachtet werden:

Similia similibus curentur – Ähnliches möge Ähnliches heilen!

Dieser ist bei der Wahl eines homöopathischen Mittels oberstes Gebot. Ausführlicher lautet die Ähnlichkeitsregel: »Wähle, um sanft, schnell, gewiss und dauerhaft zu heilen, in jedem Krankheitsfalle eine Arznei, welche ein ähnliches Leiden für sich erregen kann, als sie heilen soll.« (S. Hahnemann, Organon der Heilkunst, § 17)

Zum besseren Verständnis ein Beispiel aus der Praxis: Einige Stunden nach der Geburt macht die Frischentbundene mitten in der Nacht einen unruhigen, überdrehten Eindruck, als habe sie zu viel Kaffee getrunken. Sie ist schlaflos, euphorisch, ja richtig überdreht und hält die Nachtschwester auf Trab. Sie ist tachycard, hat ein Zittergefühl und zeigt für eine Frischentbundene eine auffällig verstärkte Blasenaktivität. Die Frau kommt trotz anstrengender Geburt nicht zur Ruhe. Diesen Symptomen zufolge wäre das Simile Coffea. Unter der Gabe einer C 30-Potenz wird sich die Wöchnerin entspannen und einschlafen können. Der Kreislauf und der Harndrang werden sich normalisieren.

Lebenskraft

Hahnemann prägte den Begriff der verstimmten Lebenskraft, wenn der Mensch in seiner Grundkonstitution geschwächt ist, seine körperliche und seelische Verfassung aus dem Gleichgewicht geraten sind. Er war der Überzeugung, dass die Lebenskraft – heute sprechen wir eher von Energie – nur gestärkt werden kann, wenn der Mensch in seiner Gesamtheit gesehen und behandelt wird. Deshalb werden in der klassischen Homöopathie immer die psychischen und physischen Symptome gleichzeitig betrachtet.

Es gelten in der Homöopathie zwei wichtige Grundgedanken: Zum einen müssen zumindest die Grundzüge der Wirksubstanzen bekannt sein und zum anderen die Ursache der Erkrankung und das Krankheitsbild selbst genauestens erfasst werden. In der Homöopathie werden keine Diagnosen behandelt wie etwa Tachycardie mit kreislaufsenkenden Arzneien oder eine beginnende Mastits mit Antibiotika. Vielmehr wird die Ursache (Causa) gesucht, wie z. B. eine euphorische Grundstimmung nach der Geburt im homöopathischen Sinne als Causa erkannt wird. Die Frau, die wirkt, als hätte sie Kaffee getrunken, findet dann mit dem Simile Coffea zur Ruhe. Bei einer Brustproblemtik wiederum kann mit der richtigen Potenz Phytolacca die Milch zum Fließen gebracht oder der Milchfluss reduziert werden.

Nach Hahnemann muss die Lebenskraft gestärkt werden, um den Menschen in seiner Selbstheilung zu unterstützen:

Krankheit ist eine Schwächung der Lebenskraft –
Heilung eine Stärkung der Lebenskraft.

Homöopathie aktiviert die individuelle Lebenskraft. Mit der Individualität einer Person gilt es auch die ihr zur Verfügung stehende, ganz eigene Lebenskraft anzunehmen und diese zu stärken. Dann werden Schwangerschaft, Geburt und Stillzeit leistbar.

Anamnese

In der Homöopathie ist die Betrachtungsweise umfangreicher und richtet sich nicht nach Messwerten und Laborergebnissen. Diese standen Hahnemann auch nicht zur Verfügung, was jedoch nicht bedeutet, dass diese heutzutage nicht beachtet werden.

Wie bereits erwähnt, können noch vor den körperlichen Beschwerden seelische Auffälligkeiten und Missstimmungen beobachtet werden. Das macht die Homöopathie zu einer ganzheitlichen Therapie, die den Menschen in seiner Gesamtlebenskraft wahrnimmt, nämlich in seiner seelischen, geistigen und körperlichen Verfassung. Großes Augenmerk wird in der Homöopathie auf die Ursache der Lebenskraftschwächung gelegt, also die der körperlichen oder seelischen Beschwerde vorausgegangene Situation. Beim angeführten Beispiel Coffea ist es die euphorische Stimmung (durch hohe Endorphinausschüttung) aufgrund des Geburtserlebnisses. Diese Causa, die Ursache der Beschwerde, zu erkennen, ist neben der Sammlung von Symptomen äußerst wichtig und für uns Fachfrauen in der Geburtshilfe auch leicht ermittelbar. Häufig liegt die Ursache der sich anbahnenden Krankheit nämlich in gut nachvollziehbaren Ereignissen begründet wie z. B. panische Angst vor der Geburt (Aconitum), Folge von schlechten Nachrichten (Gelsemium), Folge von Narkose (Nux vomica), Folge von kaltem Wind/Sonne (Aconitum/ Belladonna) usw.

Die wichtigste Erkenntnis, um mit Homöopathie erfolgreich zu sein, ist den Mensch in seiner gesamten Lebenssituation zu sehen und zu erkennen: Wann, wo, wie und wodurch wurde die Lebenskraft dieser Person geschwächt? Vorzeitige Wehen werden nicht mit Wehenhemmern unterdrückt, eine protrahierte Geburt nicht mit Hormongaben verstärkt und eine Mastitis nicht mit fiebersenkenden Maßnahmen behandelt, sondern das Simile mit der Causa gesucht, die Lebenskraft und der Organismus gestärkt, sodass er mit seinen eigenen zur Verfügung stehenden Kräften, dem Immunsystem, den Körper reguliert und heilt.

Das körpereigene Reiz-Regulationssystem zu aktivieren, ist ein Grundprinzip der Homöopathie. Das beste Beispiel für diese Selbstregulation ist Fieber. Dieser Abwehrmechanismus ist eine gezielte und aktive Antwort des Immunsystems auf Krankheitserreger. Ebenso kann aber auch eine verlängerte Wehenpause eine Antwort auf die Überforderung des Organismus sein. Mutter und Kind können sich erholen, um mit neuer, eigener Kraft die Geburt zu leisten. Allerdings gilt es zu erkennen, wann die Eigenregulation ausreicht und wann es wichtig ist, mit Homöopathie das körpereigene System in seiner Regulation zu unterstützen. Dies ist immer dann der Fall, so Hahnemann, wenn besondere und auffällige Symptome auftreten – wohlgemerkt immer unter der ganzheitlichen Betrachtung des betroffenen Menschen.

Arzneiwahl

Es wird streng nach der Ähnlichkeitsregel vorgegangen, das Mittel mit den meisten ähnlichen Symptomen hat den Vorrang. Die Ähnlichkeitsregel ist erfüllt, wenn drei bis vier Symptome übereinstimmen. Dabei sollten eines auf der Gemütsebene, ein bis zwei körperliche Symptome und eine Modalität zutreffen. Sie finden die Modalitäten in diesem Ratgeber bei den Arzneien unter der Abkürzung:

V = Verschlimmerung der Krankheitssymptome
B = Besserung der Krankheitssymptome

Bei den Indikationen sind nur Arzneibilder aufgeführt, die häufig vorkommen, und es werden auch nur die besonders prägnanten Symptome genannt. Das vollständige Arzneimittelbild entnehmen Sie bitte einer entsprechenden Materia medica (s. S. 33 f. und S. 260).

Potenzen

Homöopathische Arzneien sind potenziert, d.h. sie werden vom Hersteller nach den Vorschriften des Homöopathischen Arzneibuchs (HAB) verdünnt und verschüttelt, was in der Fachsprache potenzieren genannt wird. Es stehen in der Regel D- und C-Potenzen zur Verfügung. Die Herstellung von homöopathischen Arzneien bzw. Taschenapotheken ist in Deutschland nur Pharmazeuten mit entsprechender Herstellungserlaubnis gestattet.

Für die Geburtshilfe haben sich die Potenzen C 6 und C 30 bewährt. In einzelnen Fällen wird aber auch eine tiefe D-Potenz benötigt und in Ausnahmefällen die Hochpotenz C 200 und bei absoluter Similesicherheit oder als Konstitutionstherapie C 1000. Sie finden bei den Indikationen die entsprechenden Angaben. Die Potenzwahl muss von jeder Therapeutin selbst entschieden werden, wobei aber auch die Position der zu behandelnden Frau zu beachten ist. Wurde sie bislang immer mit Tiefpotenzen behandelt, sollte dies beibehalten werden.

C-Potenzen

C-(=Centesimal)-Potenzen werden in 100er-Schritten verdünnt und potenziert. Das heißt, 1 Teil Ursubstanz wird mit 99 Teilen Verdünnungssubstanz (gemäß HAB) verdünnt und 10-mal kräftig geschüttelt – das ergibt die Potenz C 1. Davon wird 1 Teil in ein neues Gefäß gegeben, wieder mit 99 Teilen Verdünnungssubstanz verdünnt und 10-mal kräftig geschüttelt – so entsteht C 2. Daraus wird wieder 1 Teil in eine neue Flasche gegeben, Verdünnungssubstanz hinzugefügt und potenziert, so entsteht C 3, und so weiter bis zur gewünschten Potenz. Also wurde bei der 6. Potenz dieser Vorgang 6-mal, bei der 30. Potenz 30-mal und bei der 200. Potenz 200-mal durchgeführt.

Ab D 23 bzw. C 12 (sog. Avogadro'sche oder auch Loschmidt'sche Zahl) werden die homöopathischen Arzneien als Hochpotenz bezeichnet. Ab dieser Potenzierung sind keine Molekülstrukturen der Arznei mehr nachweisbar, die Feinstofflichkeit ist erreicht. Bei der Gabe von Hochpotenzen muss unbedingt die Ähnlichkeitsregel auf der seelischen und körperlichen Ebene erfüllt sein, um eine seelische und konstitutionelle Behandlung durchführen zu können. Hier stehen neben den klinischen bzw. körperlichen Symptomen sowie den Modalitäten insbesondere auch die Gemütssymptome im Vordergrund. Eine hohe Potenz ohne Erfüllung der Ähnlichkeitsregel auf allen Ebenen sollte tunlichst nicht verordnet werden.

D-Potenzen

D-(=Dezimal)-Potenzen werden in 10er-Schritten verdünnt und potenziert: 1 Teil Ursubstanz wird mit 9 Teilen Verdünnungssubstanz verdünnt und 10-mal kräftig geschüttelt – so entsteht D 1. Die weiteren Potenzen werden wie die C-Potenzarzneien hergestellt, nur eben in einer 1:9-Verdünnung. Die Verbreitung der D-Potenz geht auf die Nachfolger Hahnemanns zurück. Sie haben die D-Potenz vermutlich gewählt, um wenigstens noch bis zu D 23 als höherer Potenz mit nachweisbaren Molekülstrukturen des Ausgangsstoffes arbeiten zu können.

LM/Q-Potenzen oder Konstitutionsmittel (KM)

Diese Arzneien werden in 50.000er-Verdünnungen potenziert und gelten als die kräftigsten und zugleich mild wirkende Arzneien Hahnemanns. Hier muss allerdings zwingend die Simile-Regel erfüllt sein. Diese Hochpotenzen können häufig eingenommen werden und werden von erfahrenen Therapeuten bevorzugt bei der Behandlung chronischer Krankheiten verordnet.

Komplexmittel

Entgegen der erwähnten Simile-Regel können auch verschiedene, sich ergänzende Arzneien gemeinsam in einem sogenannten Komplexmittel verabreicht werden. Solche Komplexmittel gibt es von bekannten Firmen wie Weleda, Wala, Heel oder Cefak. Hierbei werden fast immer nur tiefe D-Potenzen verwendet. Im strengen Sinne handelt es sich nicht mehr um klassische Homöopathie nach Hahnemann, eher schon kommen hier die Grundgedanken der Phytotherapie zum Tragen. Oftmals werden giftige Ausgangssubstanzen wie Belladonna verwendet, die dann in verdünnter und potenzierter Form nebenwirkungsfrei sind. Außerdem können Verreibungen von Mineralien, wie sie in den Komplexmitteln enthalten sind, vom Organismus besser aufgenommen werden als deren Ursubstanz.

Potenzwahl

Die tiefen D-Potenzen sind insbesondere dann erforderlich, wenn der Wirkstoff der Pflanze erwünscht ist, wie dies z. B. bei der Kermesbeere (Phytolacca) der Fall ist. In tiefen, wirkstofforientierten Potenzen ist diese Arznei wie die Kermesbeere selbst milchreduzierend. Dagegen findet die hohe Potenz erfolgreich Verwendung bei stillenden Frauen mit Milchstau, d. h. deren Brüste gestaut sind und plötzlich zu wenig oder gar keine Milch mehr fließen lassen. Im Sinne der Ähnlichkeitsregel bedeutet das: die Frau wirkt, als hätte sie Kermesbeeren gegessen. Sie erhält die Arznei in der feinstofflichen Potenz, also C 12 und höher, worauf die Muttermilch wieder zu fließen beginnt. Bei der 1. bis 6. Potenz gilt es immer auch darauf zu achten, woraus die Ursubstanz besteht, denn diese kann in den ersten Potenzen auch belastend bis giftig sein. Wieder am Beispiel Kermesbeere: diese wirkt stark entzündungshemmend und schmerzstillend, aber auch brechreizauslösend und stark abführend. In der Literatur (Gerhard Madaus, Lehrbuch der biologischen Heilmittel) werden sogar tödliche Vergiftungen genannt. Auch hier zeigt der Satz von Paracelsus Gültigkeit: »Nichts ist ohn' Gift, nur die Dosis allein macht, dass ein Ding zum Gift wird.« Dies bedeutet, dass eine tiefe Potenz wie die D 1, C 1 oder D 2 nur unter strenger Beobachtung längere Zeit eingenommen werden kann. Tiefpotenzen von hochgiftigen Ursubstanzen wie der Tollkirsche (Belladonna) oder Arsen (Arsenicum album) sind deshalb verschreibungspflichtig.

Tiefpotenzen sind eigentlich im strengen Sinne als »Phyto-Homöotherapie« zu bezeichnen. Sie werden bevorzugt indikationsbezogen verwendet wie z. B. Hamamelis bei Venenproblemen, Pulsatilla zur Vorbereitung der Geburt oder Arnica zur Unterstützung der Wundheilung. Hier haben sich die 6. und 12. D-Potenz durchgesetzt, die zunehmend von der C 6 abgelöst wird. Bei der Gabe von tiefen Potenzen stehen die Gemütssymptome nicht im Vordergrund, bzw. bei nicht bekannter Gemütslage ist es sinnvoll, zunächst mit tiefen Arzneigaben zu arbeiten. Im Gegensatz dazu ist diese bei den Hochpotenzen immer zu berücksichtigen. Hohe Potenzen sind dann sinnvoll, wenn die Ähnlichkeitsregel exakt zutrifft, die Situation eine schnelle, für den Körper belastungsfreie Arznei erfordert. Dann sind Arsenicum album bei hohem Fieber mit Verdacht auf eine Lebensmittelvergiftung oder Belladonna bei heftigen Fieberereignissen oder einer Frau unter der Geburt mit starken Wehen und einer verstärkten Eröffnungsblutung in C 30-Potenz, besser noch C 200, die idealen Arzneien. Substanzielle Gaben dagegen würden die Situation hier womöglich verschlimmern.

Bei allen Arzneigaben gilt:
C 1 bis C 4:
die Wirkung der Arzneisubstanz ist erwünscht
C 6:
bei nicht exakt zutreffendem Erscheinungsbild, körperliche Symptome stehen im Vordergrund
C 30:
bei Übereinstimmung von Erscheinungsbild und mehreren Gemüts- und Körpersymptomen
C 200:
Erscheinungsbild, Gemütsverfassung, Symptomenbild stimmen überein; akutes Geschehen; Simile gefunden

Arzneigabe

In der Regel werden rund um die Geburtshilfe Globuli (Rohr-zuckerkügelchen: *gl*) bevorzugt. Grundsätzlich aber sind alle homöopathischen Arzneien auch in flüssiger Form mit Alkohol (Dilution: *dil*) und viele auch in Tablettenform auf Lactosebasis (*tbl*) erhältlich. Salze wie Ferrum, Magnesium, Calcium u.a. sind jedoch meist erst ab D8 bzw. C6 als Globuli verfügbar.

Die Globuli werden idealerweise nüchtern auf die Zunge gegeben und sollten im Mund zergehen, damit der Wirkstoff, der sich auf der Oberfläche der Globuli befindet, über die Schleimhaut aufgenommen werden kann. Bei Babys werden die Globuli in die Wangentasche gelegt.

Dosierung

Bei der Potenzwahl haben sich folgende Grundprinzipien bewährt:

Je akuter die Situation – desto höher die Potenz
Je seelischer die Situation – desto höher die Potenz
Je körperlicher das Ereignis – desto niederer die Potenz
Je höher die Potenz – desto seltener die Arzneigabe
Je niederer die Potenz – desto häufiger die Arzneigabe

C6   2–4 x täglich 3–5 Globuli
     bei körperlichen Beschwerden mit zu erwartender längerer Behandlung;
     1/4-stündlich bis 1/2-stündlich 3–5 Globuli in akuter Situation bis Besserung eintritt (z.B. Frau kann die Geburt geschehen lassen, Ruhe kehrt ein; Mutter-milch fließt wieder; vermehrte Flüssigkeitsaufnahme bei Fieber ist möglich).

Tiefe C-Potenzen können auch durch D-Potenzen ersetzt werden, z.B.:
C2 ≙ D4; C3 ≙ D6; C6 ≙ D12

C 30 1x 3–5 Globuli einnehmen
bei Bedrohlichkeit/akuter Situation sofort die hohe Potenz einsetzen; wenn eine weitere Arzneigabe erforderlich ist, in einem Glas Wasser verkläppern und schluckweise nach Bedarf stündlich bis 2x täglich einnehmen.

Arznei in verkläpperter Form bedeutet: 3–5 Globuli werden in einem Glas Wasser aufgelöst, indem sie mit einem Löffel darin verrührt werden. Schluckweise davon trinken bzw. verabreichen.

C 200 1 x 3–5 Globuli einnehmen
bei Bedrohlichkeit/akuter Situation sofort die hohe Potenz einsetzen; die Arzneigabe wird nur in Ausnahmefällen in Wasser verkläppert wiederholt.

Bei zunächst erfolgreicher Gabe von Tiefpotenzen und einem dann erneuten Auftreten derselben Beschwerden wird die nächsthöhere Potenz gewählt oder die Arznei in verkläpperter Form verabreicht, z. B.:
2–3 x täglich C 6 über eine Woche, dann wird die Arznei abgesetzt.
Anschließend:
1 x C 30, abwarten und bei Bedarf an den Folgetagen:
1. Tag C 30 3 x täglich verkläppert
2. Tag 2 x täglich verkläppert
3. Tag 1 x in verkläpperter Form.
In den kommenden Wochen:
C 30 bei Bedarf schluckweise in verkläpperter Form.
Immer beachten: Homöopathie ist eine individuelle Erfahrungsheilkunde, die Fingerspitzengefühl und Beobachtungsgabe erfordert. Bei Schwangeren, Gebärenden, Wöchnerinnen und Neugeborenen ist meist mit einer sensiblen und schnellen Arzneireaktion zu rechnen.

Nicht die verabreichte Menge, sondern die Häufigkeit der Arzneigabe ist entscheidend!

Erstverschlimmerung

Bei einer sogenannten Erstverschlimmerung verstärken sich die vorhandenen Krankheitsymptome nach der Arzneigabe zunächst für kurze Zeit. Dieses Phänomen ist als Antwort des Organismus zu sehen und Zeichen dafür, dass die Arznei ihre Wirkung tut. Es bedeutet auch, dass das Simile richtig gewählt ist, die Potenz aber evtl. nicht ganz treffend war.

Durch die Verstärkung der Symptome ist das Immunsystem erst recht aufgefordert, die krankhaften Erscheinungen des Körpers zu korrigieren. Manchmal kommen dann noch zusätzliche Symptome aus dem Arzneimittelbild hinzu, was ebenfalls deutlich macht, dass die Arzneiwahl die richtige war. Erstverschlimmerungen treten meist bei der Gabe von Hochpotenzen auf. Sie sind selten bei Akuterscheinungen zu beobachten, wie z. B. starker, kräftiger Wehentätigkeit mit unerträglichem Schmerz. Hier wird die Gabe von Chamomilla C30 ohnehin keine Schmerzfreiheit bringen, aber die Frau wird zuversichtlicher werden, sich wieder besser auf ihre Atmung konzentrieren und erkennen: »Geburt ist schmerzhaft, aber auch für mich leistbar.« Ebenso wenig wird bei einer fieberhaften Mastitis eine Erstverschlimmerung zu erkennen sein, denn in diesen Akutfällen *muss* die Similewahl richtig sein, und mit einer C30-Gabe wird die Situation sich schnell ändern. Bei chronischen, also schon länger anhaltenden Beschwerden kann eine Erstverschlimmerung eher sichtbar werden, z. B. bei Frauen mit Emesis oder Stimmungsschwankungen oder auch bei Schreikindern.

Wichtig ist bei einer Erstverschlimmerung, zunächst die Arzneiwirkung abzuwarten. In akuten geburtshilflichen Situationen ist dies jedoch nicht immer möglich, so muss z. B. bei einer Blutung schnell gehandelt werden, während bei einer bestehenden Schwangerschaftsübelkeit erst einmal beobachtet werden kann. Ist eine weitere Arzneigabe erforderlich, so sollte diese in verkläpperter Form wiederholt und im Bedarfsfall, soweit vorhanden, auf die nächsthöhere Potenz gewechselt werden.

Beenden der Arzneigabe
Die Verabreichung von Arzneien endet bei wieder eingetretener Normalität. Das bedeutet zum einen, der Krankheitsverlauf ist im Sinne der Hering'schen Regel erfolgt (s. S. 27). Zum anderen ist der Zustand der Gebärenden bzw. des Kranken wieder erträglich, d.h. sie (bzw. bei einem kranken Kind die Eltern) thematisiert das Ereignis bzw. die Krankheit nicht mehr. Dies sollte unbedingt beachtet werden, da bei weiterer Arzneigabe die Person ansonsten eine sogenannte Arzneimittelprüfung durchläuft, also die Symptome der Arznei auftauchen und sich das Krankheitsbild entsprechend verwischt.

Haltbarkeit der Arzneien
Die homöopathischen Arzneien sollten von renommierten Firmen wie z.B. DHU (Deutschland), Homeoden (Belgien), Schmidt-Nagel (Schweiz), Spagyra und Remedia (Österreich) oder Nelsons (England) stammen.
    Die Arzneien sind für unbestimmte Zeit haltbar, auch wenn vom Gesetzgeber die Angabe eines Haltbarkeitsdatums verlangt wird. Allerdings sollten sie nicht über 35° Celsius und nicht bei extremen Minustemperaturen gelagert werden. Dilutionen auf Alkoholbasis jedoch müssen nach dem Mindesthaltbarkeitsdatum entsorgt werden, da durch das Entweichen des Alkohols die Potenz nicht mehr zuverlässig ist.

Dokumentation

Wie jede Arbeit eine exakte Dokumentation erfordert, sind auch die Gaben von homöopathischen Arzneien zu dokumentieren. So ist es möglich, anhand der Arzneifolgen auch den Krankheitsverlauf zu beurteilen. Insbesondere der Informationsfluss von der ambulanten zur stationären Behandlung wie auch umgekehrt macht eine homöopathische Therapie erfolgreich.

Bei mangelndem Therapieerfolg

Wenn der Behandlungserfolg ausbleibt, müssen Sie die Krankheitssymptome noch einmal genau (!) mit dem Arzneimittelbild vergleichen und ggf. die Arzneigabe wiederholen oder aber eine andere, ähnlichere Arznei wählen. Ein Wechsel der Arznei sollte aber gut überlegt werden und höchstens zwei- bis dreimal erfolgen. Bei ausbleibender Wirkung empfiehlt sich die Rücksprache mit einer erfahrenen Kollegin bzw. einer Homöopathin. Nicht umsonst wird die Homöopathie Erfahrungsheilkunde genannt und Kolleginnen erkennen evtl. ein besonderes Symptom aus ihrem Blickwinkel als Unbeteiligte schneller. In manchen Fällen kann es sogar die bessere Entscheidung sein, zu einer schulmedizinischen Therapie zu greifen. Wenn die gleichen Beschwerden – trotz zunächst eingetretener Besserung – immer wieder auftauchen, sollte eine Konstitutionstherapie (s. S. 28 f.) bei einer versierten Homöopathin oder einem Homöopathen in Erwägung gezogen werden.

Grundsätzlich ist immer wieder zu beachten: Homöopathie führt nicht zur Schmerzfreiheit, sondern zur Normalität bzw. zur Leistbarkeit einer besonderen Lebensphase. Dies bedeutet z. B. auch, dass Übelkeit in der Schwangerschaft bis zu einem normalen Maß dazugehört, die Geburt einen individuellen Ablauf nehmen darf, das Wochenbett eine notwendige Regenerationsphase ist und die Stillzeit mit der Milchmenge und Stilldauer einhergehen wird, wie es für diese Mutter und dieses Kind gut ist. Wird die Individualität respektiert, dann werden Schwangersein, Gebären und Stillen wieder zu ganz persönlichen Ereignissen. Für das Fachpersonal heißt das, sich von vorgegebenen Normen zu verabschieden und die eigentliche, gelebte Normalität zu akzeptieren. Dies bedeutet aber auch, dass sich die jungen Eltern ebenfalls dem Thema stellen, Selbstverantwortung übernehmen und dem Körper für alles Zeit lassen: also die Schwangerschaft in ihrem Verlauf akzeptieren, die Geburt bewusst erleben, das Wochenbett einhalten und sich dem Stillen widmen.

Begleitmaßnahmen und Antidote während der Krankheit

Der bekannte Homöopath Dr. Friedrich Graf rät: »Dem Erkrankten helfen Entlastung, Reizabschirmung und Ausscheidungsförderung und evtl. das Weglassen von Kaffee«. Das heißt, das Selbstregulationsprinzip braucht Zeit.

Kaffee wird in der aktuellen Homöopathie als Antidot, also als Gegenmittel, das eine Arznei in ihrer Wirkung beeinträchtigt, diskutiert. War er zu Hahnemanns Zeiten noch ein seltener Genuss, so trinken heute viele Menschen sogar täglich mehrmals Kaffee. Allerdings stellt sich hier die Frage, warum Teein im schwarzen Tee, Coffein im grünen Tee und Nikotin im Tabak nicht ebenfalls als Antidote betrachtet werden.

Grundsätzliche und bekannte Antidote sind in jedem Fall die ätherischen Öle Campher, Pfefferminze (z. B. JHP-Öl) und Eukalyptus, diese können die Wirkung einer homöopathischen Arznei aufheben und müssen deshalb während einer homöopathischen Behandlung gemieden werden. Hahnemann beschrieb fast ausschließlich die Wirkung des Camphers, den er übrigens bei einer ausbleibenden homöopathischen Wirkung selbst einsetzte. Dennoch müssen unbedingt alle oben genannten ätherischen Öle beachtet werden, denn diese können unterschiedlich hohe Campheranteile und campherähnliche Wirkstoffe beinhalten, die bei Schwangeren und Kleinkindern generell kontraindiziert sind.

Andere aromatherapeutische Mischungen wie auch Kräuterauszüge können immer therapieunterstützend verwendet werden, allerdings nie zeitgleich. Der exakte Zeitrahmen lässt sich sicher nicht festlegen und bedarf der individuellen Entscheidung. Vor und nach einer homöopathischen Arzneigabe ist es immer richtig, zuerst sinnvolle Maßnahmen aus der Phytotherapie anzuwenden, ehe allopathische Mittel eingesetzt werden.

Weitestgehend zu vermeiden sind Salben oder Lotionen, die Zink, Cortison oder antibiotikaähnliche Wirkstoffe enthalten, da diese den Organismus in seiner Selbstheilung eher behindern. Hauterscheinungen wie Juckreiz und Ausschlag sind Entgiftungsvorgänge, die nicht unterdrückt werden sollten. Nicht außer Acht gelassen werden darf, dass eine vollwertige Ernährung auf kontrolliert biologischer Basis mit Fleisch aus artgerechter Tierhaltung und viel Gemüse die allerbeste Voraussetzung für einen gesunden Organismus darstellt.

Hering'sche Regel

Auf Constantin Hering (homöopathischer Arzt und Forscher, 1800–1880) geht eine wichtige »biologische Heilregel« zurück:

> *Die Krankheit geht den richtigen Weg, wenn sie von oben nach unten und von innen nach außen verläuft.*

Dies bedeutet: vom zentralen Nervensystem auf die organische Ebene; vom Vollorgan auf die Schleimhaut oder Haut, also vom Zentrum oder der Tiefe an die Oberfläche; oder eben vom Kopf zur Hand oder dem Fuß.

Insbesondere bei Schwangerschaftsbeschwerden, im Wochenbett und bei Kindern muss diese Regel beachtet werden, und zwar immer dann, wenn es sich nicht um eine akute Situation wie etwa eine geburtshilfliche Blutung oder Fieber im Wochenbett handelt. Dies bedeutet z. B., dass eine Schwangere oder ein Baby mit Verdauungsstörungen in der Folge einer homöopathischen Arzneigabe einen Hautjuckreiz erfahren kann. Oder dass nach einer fieberhaften Mastitis eine heftige Darmreaktion eintreten kann. Finden sich diese Krankheitssymptome im Arzneimittelbild der Materia medica wieder, dann war die Mittelwahl richtig, der Organismus ist in seiner Selbstheilung aktiv geworden. Diese Folgeerscheinungen gilt es nicht erneut zu behandeln, sondern zuzulassen – was für homöopathisch unerfahrene Menschen, Therapeut wie Patient, oftmals schwierig ist. Jetzt kann eine symptomlindernde Anwendung mit Tees, Waschungen und Einreibungen hilfreich sein.

Eine weitere Erkenntnis Herings war: Chronische Krankheiten kehren unter homöopathischer Behandlung in umgekehrter Reihenfolge wieder.

Besonders in Folge von unterdrückenden Maßnahmen (s. Antidot, S. 26 f.) kann die Krankheit durch die Gabe von Hochpotenzen und Konstitutionsmitteln erneut, meist in abgeschwächter Form, wieder ausbrechen. Allerdings in umgekehrter Reihenfolge, d. h. es werden erst die jüngeren Krankheitsgeschehen wiederkehren und dann die Symptome, die zunächst am Beginn der chronischen Erkrankung standen. Der Organismus hat so die Möglichkeit, die Krankheit mit seinem Selbstheilungsmechanismus zu heilen. Dies gelingt vor allem dann, wenn das einer Person ähnlichste Mittel gefunden und verabreicht wird, das Simillimum. Mittel und Symptome aus der Anamnese sind dann nahezu identisch.

Konstitutionstherapie

Die Konstitution des Menschen ist vererbt und erworben zugleich: »Man kann sich die Konstitution als ein ›Strickmuster‹ vorstellen, das bei der Vereinigung von Eizelle und Samen entsteht und zusätzlich durch Umwelt und Gesellschaft, Ernährung und Erziehung und viele andere Einflüsse geprägt wird. Die Konstitution zeigt unser Vermögen gesund zu bleiben«, so die Kinderärztin Dr. Mira Dorcsi-Ulrich in dem Buch »Homöopathie in der Kinder- und Jugendmedizin« (S. 65).

Bei einer Konstitutionsbehandlung werden auch Arzneimittel aus der sogenannten Miasmenlehre gewählt. Ziel einer miasmatischen Behandlung ist, den Menschen in seiner Gesamtheit so zu stärken, dass seine innere Harmonie erreicht und dadurch insbesondere die Neigung zu chronischen Krankheiten beeinflusst wird, d. h. es werden Fehler im »Strickmuster« aufgespürt und die Maschen in Ordnung gebracht. Miasma nach Hahnemann heißt: »eine durch Ansteckung oder Erbschaft eingeprägte Krankheit«. Hierbei werden die erworbenen

Reaktionsmuster eingeteilt in Hypofunktion (Psora), Hyper-funktion (Sykosis) und Dysfunktion (Syphilinie). Entsprechend werden vom Therapeuten Psorinum, Medorrhinum und Luesinum verordnet. Weitere wichtige Arzneien in diesem Behandlungsschema sind Tuberkulinum und Carcinosinum. Von diesen werden immer nur C 200-Hochpotenzen verschrieben. Die miasmatischen Arzneien im Einzelnen zu erklären, würde den Rahmen dieses Buches sprengen. Sie sind jedoch ein wichtiger Teil der homöopathischen Ausbildung.

Voraussetzung der Konstitutionstherapie ist eine gründliche Anamnese, die mindestens eine Stunde Zeit benötigt. Sie lässt tief gehende Lebensthemen erkennen und zeigt auf, wann und wie Krankheiten auf Arzneigaben, auf Impfungen, auf lebensverändernde Situationen oder unterdrückende Maßnahmen folgen. Bei einer Schwangerschaft stellt sich allerdings die Frage, ob dies der richtige Zeitpunkt darstellt, eine so tief gehende Behandlung anzugehen. Als Hebamme oder Kinderkrankenschwester ist auch zu überlegen, ob eine solche Behandlung nicht in andere Fachhände gehört, nämlich in die eines klassischen Homöopathen (Mediziner/-in oder Heilpraktiker/-in).

In der Konstitutionstherapie werden bevorzugt C 30-, C 200- und auch LM-Potenzen verordnet.

Stärkung von Abwehrkraft und Selbstvertrauen

Konsequent homöopathisch behandelte Erkrankungen verlaufen meist harmloser und beeinträchtigen den Menschen nur gering. Insgesamt ist festzustellen, dass langjährig homöopathisch behandelte Familien nicht so häufig und nicht so ernsthaft erkranken und sogenannte Grippewellen an deren Haustür nur kurzen Halt machen oder gar vorüberziehen. Trotzdem benötigt auch deren Immunsystem hin und wieder einmal eine Krankheit, um sich aufs Neue zu prüfen.

Auffallend ist, dass Frauen, die sich bereits seit längerer Zeit homöopathisch behandeln, auch in der Zeit rund ums Mutterwerden besser und schneller auf die Arzneien reagieren. Sicher ist ein wichtiger Faktor dabei, dass sie sich selbst aufmerksam beobachten und deshalb eine Symptomensammlung und die Arzneiwahl gezielter erfolgen kann, wenn z. B. ein Anruf kommt: »Ich war heute bei dem kalten Wind ohne Jacke unterwegs, dann kam plötzlich dieser Schmerz in der Brust und ich habe jetzt Angst, wieder eine Brustentzündung zu bekommen, da die Brust beim Stillen heftig schmerzt.« Eine homöopathieerfahrene Fachfrau entscheidet hier ganz schnell: Aconitum C 30 ist das richtige Mittel.

Frauen, die den ganzheitlichen Denkansatz noch nicht kennen, stellen dagegen nur fest: Es tut weh, ich benötige Hilfe. Es gilt also, schon in den Geburtsvorbereitungskursen die homöopathische Arbeitsweise zu vermitteln, das erleichtert dann die Behandlung im Bedarfsfall sehr. Ideal ist es natürlich, wenn die Familien bereits über eine homöopathische Hausapotheke verfügen, dann bedarf es nicht mal eines Hausbesuches. Solche Fälle, wie mit Aconitum beschrieben, lassen sich tatsächlich mit zwei Globuli kurieren und am Folgetag wird bei dem Hausbesuch nur noch eine leichte Druckempfindlichkeit der betroffenen Brust bestehen. Natürlich sind es nicht immer solche einfachen Fälle, aber sie werden zunehmen, wenn alle Beteiligten das ganzheitliche Denk- und Handlungsschema der Homöopathie kennen.

Besonders erfreulich ist zudem, dass die Homöopathie nicht nur die Selbstheilungskraft stärkt, sondern auch die Eigenverantwortung der Eltern und deren Unabhängigkeit, wenn sich z. B. Angstsituationen mit einem Mittel aus der Hausapotheke lösen lassen. Und das Großwerden mit homöopathischen Arzneien festigt die Kinder so sehr, dass sie mit gestärkter Selbsterkenntnis und mehr Selbstvertrauen in den eigenen Körper heranwachsen und später als Erwachsene und als Eltern mit mehr Eigenvertrauen und Selbstsicherheit ihre eigenen Kinder durchs Leben begleiten.

Dass unsere Kinder Krankheiten durchlaufen müssen, um ihr Immunsystem überhaupt erst aufzubauen, ist weithin bekannt und unumstritten, hier gilt: »Was Hänschen nicht lernt, lernt Hans nur schwierig und mit viel Mühe.« Mit Homöopathie unterstützen wir die Kinder in ihren Krankheiten, lassen sie krank sein und geben ihnen die erforderliche Pflege und Aufmerksamkeit. Eine versäumte Kindergartenwoche wird spielerisch überwunden, eine Schulwoche oder gar mehrere machen sich vielleicht in der Gesamtanzahl der Schuljahre bemerkbar, nicht aber im Erwachsenenleben, dort wird eher ein nicht trainiertes Immunsystem zum Verhängnis! Nicht durchlaufene Fieberattacken schwächen, mittlerweile wissenschaftlich bestätigt, das Immunsystem und machen den Menschen anfälliger für schwerwiegende Erkrankungen wie Krebs. Die Erkenntnis von Paracelsus hat durch die Homöopathie weitere Bestätigung gefunden: Fieber ist keine Krankheit, sondern eine notwendige, aktive, allerdings kräftezehrende Immunleistung des Menschen, die sinnvoll unterstützt werden muss.

Junge Eltern sind oft dankbar, wenn sie mit einem ganzheitlichen Denkansatz und einer naturheilkundlichen Begleitung während der Schwangerschaft und Geburt auf die Selbstheilungskräfte des Körpers aufmerksam gemacht werden. Sie werden dadurch oftmals offen für alternative Heilmethoden. Grundsätzlich gilt es aber immer das Wohl des Kindes im Blick zu haben, es muss also immer ein Abwägen stattfinden, welche Behandlung für das Kind die richtige ist.

Grenzen der Homöopathie

Bei aller Begeisterung für die Homöopathie darf nicht vergessen werden, dass es auch noch andere Wege der Behandlung von Krankheiten gibt, wie etwa Aromatherapie, Akupunktur, Anwendungen nach Kneipp und etliches mehr. So ist z. B. die Manualtherapie eines Physiotherapeuten oder Masseurs nicht nur wohltuend, sondern bringt bei vielen Beschwerden oftmals schnell die gewünschte Besserung. Diese Heilkunde hat genauso ihre Berechtigung, wie auch ein notwendiger chirurgischer Eingriff, beispielsweise bei einem drohenden Blinddarmdurchbruch, niemals durch Globuli ersetzt werden kann. Ebenso kann bei Schwerstkranken ein Antibiotikum oder Zytostatikum eine lebensrettende Maßnahme sein. Diese ist aber eben für solche ernsthaften Lebensphasen gedacht und nicht für Banalitäten wie Grippe oder Blähungen, die im Übrigen zu Hahnemanns Zeiten dem Arzt erst gar nicht vorgeführt, sondern selbst kuriert wurden. Damals, vor 200 Jahren, wurde eine andere Heilkunde ausgeübt als heute, der Arzt wurde nur zu schwerwiegenden Krankheiten hinzugezogen. Die Geburtshilfe lag fast ausschließlich in Hebammenhänden. Diese haben ebenfalls nur bei schwerwiegenden Pathologien einen Arzt hinzugezogen. Überlegen Sie also, ob eine Arznei wirklich erforderlich ist oder ob eine andere Art der Zuwendung aus dem großen Schatz der Naturheilkunde genügt. Dies gilt vor allem für die Schmerzbehandlung, denn homöopathische Arzneien können und sollen nicht wie herkömmliche Schmerzmittel verwendet werden! Auch gilt es frühzeitig in der Schwangerschaft aufzuklären: Homöopathie führt zur Normalität, aber nicht zur Schmerzfreiheit.

Wichtig ist zudem, bei der Behandlung mit Homöopathie die eigenen Grenzen ebenso wie die der Frau und deren Familie zu erkennen und akzeptieren. Es gilt die Körpersprache zu beobachten und zu deuten, die Gefühle ernst zu nehmen, denn dann lässt sich gut erkennen, wann der Zeitpunkt gekommen ist, einen Arzt hinzuziehen oder das Betreuungsschema zu ändern. Den Aussagen der Frauen muss mit Vertrauen begegnet werden, es dürfen nicht eigene Ängste, Anschauungen oder gar Unsicherheiten zu Schwangerschaft, Geburt und Stillzeit in das Befinden von Mutter und Kind hineininterpretiert werden. Andererseits kann hinter manch harmloser Krankheit mitunter auch etwas Ernsthaftes stecken kann. Deshalb ist Achtsamkeit und Grundwissen aus der Physiologie sowie Pathologie auch in der Homöopathie Voraussetzung. Es ist wichtig, dann Fach-

leute hinzuziehen, wenn es die Hebamme, die Kinderkrankenschwester oder die Eltern für richtig halten.

Materia medica und weitere Hilfsliteratur

Eine homöopathische Arzneimittellehre (Materia medica) ist
als Arbeitsinstrument unabdingbar, denn darin sind sämt-
liche Arzneimittelprüfungen zusammengefasst. Sie werden von
namhaften Homöopathen ständig erweitert. In den neuen Bü-
chern finden sich mittlerweile auch immer mehr Symptome zu
Schwangerschaft, Geburt und Stillzeit. Die traditionelle Auflis-
tung in einer Arzneimittellehre folgt dem Kopf-bis-Fuß-Schema,
wobei zunächst am Anfang Allgemeines zur Arzneiinformation
steht, dann, nach der Gemütsbeschreibung, die allgemein klinischen Symptome aufgelistet werden und am Ende (teilweise
auch schon zu Beginn) die Modalitäten »Verschlimmerung, Besserung«. Ganz am Schluss werden meist noch ergänzende Arzneien genannt. Empfehlenswert sind hier v. a. die Werke von
William Boericke und S.R. Phatak (s. Literaturverzeichnis, S. 261).

Diesen üblichen Weg hat Robin Murphys neue »Klinische
Materia Medica« (enthält 1400 Arzneimittelbilder) verlassen,
er hat erstmals alle Symptome statt von Kopf bis Fuß in alpha-
betischer Reihenfolge aufgelistet. Nach einer pharmazeuti-
schen, klinischen, phytotherapeutischen wie auch homöopathischen Kurzzusammenfassung jeder Arznei finden sich die
Gemütsbeschreibungen und dann die Symptome von A wie
Abdomen über M wie Magen, aber auch Modalitäten, bis W
wie weibliches Genital. Im Anschluss daran folgen Anmerkun-
gen des Verfassers sowie anderer Homöopathen und schließlich die verwandten Arzneien.

In der Geburtshilfe unerlässlich ist darüber hinaus die acht-
teilige Schriftenreihe »Homöopathie für Hebammen und Geburtshelfer« von Dr. Friedrich Graf, die sich ausschließlich mit
der Hebammenhilfe aus klassisch homöopathischer Sicht be-
schäftigen. Darin werden die Arzneimittelbilder den Themen

Schwangerschaft, Geburt, Wochenbett, Stillzeit und Säugling zugeordnet. Das Praxisbuch »Homöopathie für Hebammen« von Ingrid Revers-Schmitz mit 38 Arzneimittelbildern hat sich als bei Hebammen beliebtes Nachschlagewerk erwiesen. Ebenfalls geschätzt wird das tabellarische Handbuch »Homöopathie in der Hebammenpraxis« der Heilpraktikerin Birgit Atzl.

Für die Kinderheilkunde seien an dieser Stelle vor allem drei Bücher genannt: »Homöopathie in der Kinder- und Jugendmedizin« von Dr. Herbert Pfeiffer et al. zeigt beispielhafte Vorgehensweisen und homöopathische Möglichkeiten in der Kinderheilkunde. Ein weiteres lesenswertes Buch ist »Kindertypen« von Frans Vermeulen. Hier werden der ganzheitliche Ansatz der Homöopathie deutlich und das Erkennen von Konstitutionstypen leichter gemacht. Ganz besonders erwähnt werden soll jedoch Dr. Friedrich Grafs Lebenswerk »Homöopathie und die Gesunderhaltung unserer Kinder«. Der Autor zeigt, wie die Homöopathie als Basis für ein gesundes Heranwachsen unserer Kinder dienen kann.

Repertorisation
Nicht nur eine umfassende Materia medica, sondern auch ein Repertorium, ein Verzeichnis von Arzneimittelsymptomen, gehört zur Standardliteratur der homöopathischen Arbeit. So einfach und hilfreich bewährte Arzneien wie Viburnum opulus in einer tiefen Potenz (D 2/D 3) bei vorzeitigen Wehen oder die Einmalgabe von Arnica C 30 nach der Geburt sind, so exakt und genau muss bei unklarer Krankheitsursache oder chronischen Beschwerden das Simile gewählt werden (s. S. 13). Da jedoch weder Anfänger noch erfahrene Homöopathen alle Arzneisymptome im Gedächtnis behalten können, stehen spezielle Nachschlagewerke wie das auf die Geburtshilfe spezialisierte von Dr. Graf (s. o., Teil 8) und ausführliche, umfangreiche Repertorien wie »Synthesis« und »der Murphy« (Robin Murphy: Klinisches Repertorium der Homöopathie) zur Verfügung. Um das Nachschlagen zu erleichtern, werden bei den in diesem Ratgeber vorgestellten Indikationen die entsprechen-

den Repertorisationsrubriken aus Graf und Murphy in den meisten Fällen mit aufgeführt. An dieser Stelle sei auch auf das sehr ausführliche Stichwortverzeichnis bei Murphy verwiesen, in dem sich zusätzlich in Frage kommende Arzneimittelbilder finden lassen. Wie immer sollte nach mindestens drei Symptomen gesucht werden (s. S. 16, Arzneiwahl). Wer das System einmal begriffen hat, kann so schnell das entsprechende Mittel finden. Auch die Software von RADAR ermöglicht eine schnelle und zuverlässige Repertorisation.

Da aber viele geburtshilfliche Akutsituationen sowie der ganz normale Praxis- und Stationsalltag nicht immer ein ausführliches Nachschlagen zulassen, ist es unumgänglich, konstant Arzneimittelbilder zu lernen und zu vertiefen. Die Differenzierung von Belladonna und Phosphor bei einer atonischen Blutung muss ebenso spontan möglich sein wie bei einem Hausbesuch die Entscheidung zwischen Chamomilla und Lycopodium. Dieser Spagat zwischen Alltag, bewährter Indikation und gekonnter Repertorisation ist nicht immer einfach, erfordert Zeit und jede Menge Erfahrung. Aber alles braucht einen Anfang und so bleibt zu hoffen, dass dieses kleine Nachschlagewerk Einsteigerinnen die Komplexität, aber auch die Faszination der Homöopathie vermittelt, ebenso wie es den schon Erfahrenen die Möglichkeit gibt, ihr Wissen zu prüfen.

Um einen schnellen Überblick darüber zu erhalten, welche Arzneimittel bei den in den folgenden Kapiteln aufgeführten Indikationen in die engere Auswahl kommen, sind diese bei den Indikationen direkt genannt. Die **fett** gedruckten Arzneien sind die am häufigsten vorkommenden oder auch bewährten Arzneien. (In den Repertorien dagegen werden die Arzneien nach Wertigkeit, nicht nach Häufigkeit aufgeführt.) Wenn die Zeit für eine Similewahl nicht ausreicht, sind diese als Erstmittel einen Versuch wert, bis dann sobald als möglich in Ruhe das ähnlichste Mittel gewählt und verabreicht werden kann.

Schwangerschaft

Es wurden Beschwerdebilder ausgewählt, die häufig in der Hebammensprechstunde und der Schwangerschaftsvorsorge auftreten. Natürlich können homöopathische Arzneien auch bei pathologischen Indikationen wie Abortneigung, Bluthochduck, EPH-Gestose usw. von Heilpraktiker/-innen und Mediziner/-innen als begleitende oder alleinige Therapie angewendet werden.

Bei den Arzneimitteln sind nur solche aufgeführt, die oft zum Einsatz kommen (eine weitere Auswahl findet sich in den auf S. 34 f. genannten Repertorien) Hier sind Arzneibilder mit besonders prägnanten Symptomen aus den Bereichen Gemüt und körperliche Besonderheiten sowie die Modalitäten (V – Verschlimmerung, B – Besserung) genannt. Die vorgeschlagenen Potenzen sollen Einsteigerinnen als Hilfestellung dienen. Das vollständige Arzneimittelbild entnehmen Sie bitte einer entsprechenden Materia medica (s. S. 33 f.).

Auch wenn allopathisch behandelt wird, können diese Arzneien grundsätzlich als begleitende und unterstützende Maßnahmen eingesetzt werden. Fachfrauen wie Hebammen und Kinderkrankenschwestern sollten ausreichendes homöopathisches Wissen besitzen, allein schon um Fragen wie: »Was halten Sie davon, kann ich diese Arznei nehmen?« beantworten zu können, die meist von Frauen kommen, die sich selbst homöopathisch behandeln.

Bei bewährten Arzneien aus der Phyto-Homöopathie bzw. bei Verwendung tiefer Potenzen ist kein *Erscheinungsbild* erwähnt, die Wahl der *Leitsymptome* steht hier im Vordergrund.

Anämie

Spätestens bei körperlichen Symptomen wie Müdigkeit und Infektanfälligkeit ist homöopathische Unterstützung angezeigt. Diese hat den Vorteil, dass Nebenwirkungen, wie sie von allopathischen Präparaten bekannt sind, nicht auftauchen.

> Wiederkehrende Arzneien **(häufige): Alfalfa**, China, Ferrum metallicum, **Ferrum phosphoricum**, Phosphor, **Pulsatilla**

Repertorisationsrubriken

Graf (T. 8):	Gynäkologie, Anämie – S. 45
Murphy:	Klinisches, Anämie – S. 1134
	Klinisches, Anämie, stillenden Frauen – S. 1135
	Schwäche, Anämie bei – S. 1874

Alfalfa • Alf (Luzerne)

Das phyto-homöopathische Mittel bei Appetitlosigkeit, Ernährungsstörung und Schwäche.

Erscheinungsbild Erschöpfte, geschwächte, anämische Frau mit Mangelernährung oder Ernährungsstörung.

Leitsymptome Geistige Erschöpfung, Müdigkeit; schwache Nieren, häufiger Harndrang, mangelnde Ausscheidung, vermehrt Sediment- und Phosphatausscheidung.

Modalitäten

V abends 18.00–21.00 Uhr

B nichts bekannt

Potenzwahl D 4, D 6

China • Chin (Chinarinde)

Erscheinungsbild Eine eher introvertierte, nörgelnde, tagsüber müde Frau, die Anteilnahme braucht.

Leitsymptome Nach Säfteverlusten, z. B. Blutungen in der Frühschwangerschaft, oder einer Schwangerschaft, die kurz

nach einer Operation eingetreten ist, rascher Schwanger-
schaftsfolge oder Eintritt der Schwangerschaft noch während
der Stillzeit; Erschöpfung tritt periodisch alle 2 Tage besonders
stark auf. Leib fühlt sich aufgetrieben an und größer, als der
Schwangerschaft entsprechend; Aufstoßen, das nicht besser
wird; fröstelig.
Modalitäten
V   nachts, 24.00 Uhr, Tabakrauch, Luftzug
B   Zusammenkrümmen, Druck, Wärme
Potenzwahl   C 6

Ferrum metallicum • Ferr (Eisen)

Erscheinungsbild   Fröhliche, eher juvenile Frau mit Pseudo-
plethora.
Leitsymptome   Neigt zu Erröten, Schwindel, Schwäche und
Hinterkopfschmerz; verträgt keine Eier; Schwäche mit vollem,
nachgiebigen Puls.
Modalitäten
V   beim Stillsitzen
B   bei langsamem Gehen
Potenzwahl   D 4, D 6, C 6

Ferrum phosphoricum • Ferr-p (Eisenphosphat)

Erscheinungsbild   Fröhliche, juvenile Frau mit Pseudople-
thora.
Leitsymptome   Neigt zu Erröten, Schwindel, extremer
Schwäche mit weichem, raschem Puls; Folge von Sonnenhitze;
Nasenbluten.
Modalitäten
V   Nachtschweiß gegen 4.00 Uhr
B   kalte Anwendungen
Potenzwahl   D 4, C 6

Phosphor • Phos (Gelber Phosphor)

Erscheinungsbild   Schlanke, freundliche, gutaussehende,
lebenslustige Frau, trägt leuchtende Farben.

Leitsymptome   Neigt zu hellroten Blutungen.
Modalitäten
V warme Getränke und Nahrung, Liegen auf der linken Seite
B kalte Getränke, kalte Auflagen
Potenzwahl   C 30

Pulsatilla • Puls (Küchenschelle)
Erscheinungsbild   Aufblühende Schwangere (blond), wechselhaft, weinerlich, braucht Zuwendung und Trost; möchte eigentlich hören, dass alles nicht so schlimm ist.
Leitsymptome   Durstlos.
Modalitäten
V in geschlossenen Räumen, morgens und abends
B frische Luft, Trost
Potenzwahl   C 30
Cave: potenzabhängige Arznei – keine tiefen Potenzen in der Schwangerschaft (wehenfördernd)!

Komplexmittel
Bewährt hat sich bei Anämie in der Schwangerschaft sowie im Wochenbett das Komplexmittel »Aufbaumittel Stadelmann«. Das Produkt ist in allen Apotheken erhältlich und beinhaltet folgende Arzneiverreibungen: Calcium carbonicum D 3, Calcium phosphoricum D 3, China D 6, Ferrum metallicum D 6, Ferrum phosphoricum D 6, Magnesium carbonicum D 6, Magnesium phosphoricum D 6, Silicea D 4, Stannum D 6, Zincum metallicum D 6 und Glucose D 1. Für Frauen mit Laktoseintoleranz ist es auch ohne Glucose D 1 erhältlich, das normalerweise den Hauptinhaltsstoff darstellt (128 g von 180 g), somit kann die Einnahmemenge von einem Teelöffel auf eine Messerspitze reduziert werden. Das Komplexmittel wird 3 x täglich eingenommen.

Ängste – Träume

Ob bei Erst- oder Mehrgebärenden: Ängste müssen ernst genommen werden und sind oft Ursache von falschen Vorstellungen oder traumatischen Erstgeburten und der Sorge, den wachsenden Aufgaben nicht gerecht zu werden. Hier kann die Homöopathie neben Bachblüten eine ideale Hilfestellung sein.

> Wiederkehrende Arzneien (häufige): **Aconitum**, Arsenicum album, Gelsemium, Ignatia, Platinum, **Pulsatilla**

Repertorisationsrubriken

Graf (T. 8):	Schwangerschaft, Angst – S. 63
	Schwangerschaft, Furcht – S. 65
Murphy:	Schwangerschaft, Furcht – S. 1893
	Schwangerschaft, Schlaflosigkeit – S. 1899

Aconitum • Acon (Blauer Eisenhut)
Das erste Mittel bei akuten Geschehen um Mitternacht!
Leitsymptome   Plötzliche mitternächtliche Angst- und Panikattacken mit Herzenge; Angst, das Kind lebt nicht mehr, sie selbst (Frau) werde sterben; Folge von kaltem Wind.
Modalitäten
V Mitternacht
B im Freien, Ruhe
Potenzwahl   C 30, C 200

Arsenicum album • Ars (Weißes Arsenoxid)
Erscheinungsbild   Eine verunsicherte und ängstliche Frau, besorgt um ihr Kind.
Leitsymptome   Rationales und pedantisches Planen, um »tödliche« Sicherheit zu gewinnen; wirkt hysterisch; mitternächtliche Todesangst; Träume vom Tod des Kindes.

Modalitäten
V   Mitternacht, Alleinsein
B   Schlafen mit erhöhtem Kopf
Potenzwahl   C 30, C 200

Gelsemium • Gels (Gelber Jasmin)
Erscheinungsbild   Erregung und Schwäche »wie gelähmt«
wechseln sich ab bei einer eher zart wirkenden Frau.
Leitsymptome   Schlechte Nachrichten lösen Ängste aus, ein-
hergehend mit migräneartigen Kopfschmerzen; Hypotonie.
Modalitäten
V   morgens gegen 8.00 Uhr
B   Wasserlassen, frische Luft
Potenzwahl   C 30

Ignatia • Ign (Ignatiusbohne)
Erscheinungsbild   Oberflächlich und widersprüchlich wir-
kende, kritikempfindliche Frau, die hyperemotional reagiert.
Leitsymptome   Folge von seelischem Kummer; Kloßgefühl
im Hals; weint (kontrolliert) beim Erzählen; Herzklopfen; Alp-
träume von Kummer und Tod.
Modalitäten
V   morgens, nach Kaffee, Trost
B   durch Essen, Wärme, Ablenkung
Potenzwahl   C 30, C 200

Platinum • Plat (Platin)
Erscheinungsbild   Exzentrische, oftmals bekannte, extrovertierte, redegewandte, eher hagere Persönlichkeit, gerne mit
großer Sonnenbrille; Hebamme fühlt sich geehrt, sie betreuen
zu dürfen.
Leitsymptome   Frau wirkt hysterisch, melancholisch, »ist es
wirklich gut, in dieser Welt Kinder zu gebären?«; Wunsch-
sectio-Frau: »Oh ja!«; Beine weit gespreizt im Schlaf; hat
Angst, die Kontrolle zu verlieren; sehr geruchsempfindlich.

Modalitäten
V   abends, nachts, Hitze, Kaffee
B   im Freien, nach Weinen
Potenzwahl   C 30, C 200

Pulsatilla • Puls (Küchenschelle)
Erscheinungsbild   Aufblühende Schwangere (blond), wechselhaft, weinerlich, braucht Zuwendung und Trost.
Leitsymptome   Sie kann nicht einschlafen, unangenehme Träume in der ersten Nachthälfte; will nicht allein sein; braucht frische Luft; Stimmungsschwankungen.
Modalitäten
V   20.00–21.00 Uhr
B   frische Luft, Trost
Potenzwahl   C 30, C 200

Blutungen in der Schwangerschaft

Wenn eine Frau in der Schwangerschaft Blutungen hat, ist dies immer ein Grund zur Besorgnis und Panik, denn sofort stellt sich die Frage: Was ist mit dem Kind? Nicht alle haben hier den Mut, mit klassischer Homöopathie zu helfen. Dazu aber kann nur aufgefordert werden, da es oftmals die einzig wirkliche Therapie darstellt, denn schulmedizinisch können lediglich wehenhemmende Infusionen gegeben werden. Insbesondere, wenn der Befund Abwarten lautet, ist ausreichend Zeit, um nach dem Simile zu suchen.

Hier kommen die gleichen Arzneimittelbilder in Frage, wie sie im Kapitel Geburt unter »Plazentaretention – Blutungen« zu finden sind (s. S. 117–121 und Tabellen, S. 218–223).

Erkältung

Langandauernde Bronchitis oder Hustenattacken gefährden Mutter und Kind, da durch die starke Zwerchfellbelastung eine frühzeitige Wehentätigkeit ausgelöst werden kann. Die Homöopathie bietet hier für Schwangere eine echte Alternative ohne Nebenwirkungen.

Wiederkehrende Arzneien (häufige): **Aconitum**, Dulcamara, Ferrum phosphoricum, **Luffa**, **Pulsatilla**, Rumex, Sticta pulmonaria

Repertorisationsrubriken

Graf (T. 8): Homöopathische Hausapotheke, Fieber und Infekte allgemein – S. 27 ff.

Murphy: Klinisches, Erkältungsneigung – S. 1159
Klinisches, Grippe – S. 1178

Aconitum • Acon (Blauer Eisenhut)
Erscheinungsbild Das erste Mittel bei akuten Geschehen um Mitternacht!
Leitsymptome Plötzliches Auftreten von Fieber oder Grippesymptomen (über Nacht), die Ängste auslösen; trockene Haut; Folge von kaltem Wind.
Modalitäten
V abends, nachts, von Tabakrauch
B im Freien, Ruhe
Potenzwahl C 30, C 200

Dulcamara • Dulc (Bittersüßer Nachtschatten)
Erscheinungsbild Eine rechthaberische, willensstarke Frau, die empfindlich auf jede Form von Kälte und Nässe reagiert.
Leitsymptome Folge von Durchnässung; verstopfte Nase, dicker, gelber Schleim mit blutigen Krusten, will die Nase warm halten; lockerer rasselnder Husten; hat eiskalte Füße.

Modalitäten
V　nasse Kälte
B　Wärme, Bewegung
Potenzwahl　C 6, C 30

Ferrum phosphoricum • Ferr-p (Eisenphosphat)

Erscheinungsbild　Fröhliche, juvenile Frau mit Pseudoplethora.
Leitsymptome　Sonst fröhliche Schwangere, wirkt nicht krank, falsche Plethora; allmählicher Krankheitsbeginn, mäßiges Fieber; Nasenbluten; Folge von nassen Haaren.
Modalitäten
V　Nachtschweiß gegen 4.00 Uhr
B　frische Luft, kalte Anwendungen
Potenzwahl　3 x täglich D 4 oder D 6 (nur in Tablettenform erhältlich) über längeren Zeitraum, bis die Blutwerte besser sind
2 x täglich C 6 über längeren Zeitraum, bis die Blutwerte besser sind
C 6, C 30

Luffa • Luf (Schwammgurke)

Erscheinungsbild　nichts bekannt
Leitsymptome　Akute Sinusitis und Rhinitis, wie Heuschnupfen; fühlt sich müde und matt; Nasenschleimhaut empfindlich.
Modalitäten
V　links (ausgeprägt), nachts, frühmorgens, Staub
B　Wärme, Kopf einhüllen
Potenzwahl　C 6

Pulsatilla • Puls (Küchenschelle)

Erscheinungsbild　Aufblühende Schwangere (blond), wechselhaft, weinerlich, braucht Zuwendung und Trost.
Leitsymptome　Durstlos; Augen und Nase haben milde, leicht gelbliche Absonderung.

Modalitäten
V in geschlossenen Räumen, morgens und abends
B frische Luft, Trost
Potenzwahl C 30
Cave: keine tiefen Potenzen in der Schwangerschaft (wehen-fördernd)!

Rumex • Rumx (Krauser Ampfer)

Erscheinungsbild   nichts bekannt
Leitsymptome   Wundheitsgefühl vom Gaumen über den Rachen bis hinter das Brustbein; muss ständig Schleim schlucken; trockener quälender Husten, ausgelöst durch unaufhörliches Kitzeln im Hals.
Modalitäten
V abends, Einatmen von kalter Luft
B Wärme, Zugedecktsein
Potenzwahl   C 6

Sticta pulmonaria • Stict (Lungenmoos)

Erscheinungsbild   Geschwätzige Frau mit Konzentrationsproblemen.
Leitsymptome   Druck in der Nasenwurzel, katarrhalischer Kopfschmerz; Brennen in den Augen; trockene Nasenschleimhaut mit dauerndem Verlangen zu schnäuzen; trockener Husten; Pulsieren im Brustbein.
Modalitäten
V Hinlegen, nachts, plötzliche Temperaturveränderung
B im Freien
Potenzwahl   C 6

Fieber

Schwangere Frauen haben selten Fieber, sind jedoch berechtigterweise in Sorge um ihr ungeborenes Kind. Fieber sollte immer ernst genommen werden, denn es besteht die Gefahr von frühzeitiger Wehentätigkeit. Oft genügt es, der Frau gegenüber ein Mittel zu bestätigen, das sie bereits selbst gewählt hat, weil sie homöopathische Vorkenntnisse hat und im Besitz einer Hausapotheke ist.

> Wiederkehrende Arzneien **(häufige): Aconitum**, Arsenicum album, **Belladonna**, Bryonia, **Ferrum phosphoricum, Gelsemium, Pulsatilla**, Pyrogenium

Repertorisationsrubriken

Graf (T. 8):   Homöopathische Hausapotheke, Fieber und Infekte allgemein – S. 27 ff.

Murphy: Fieber – S. 494–529
Fieber, durch Erkältung – S. 500
Frost, Schüttelfrost – S. 545

Aconitum • Acon (Blauer Eisenhut)

Erscheinungsbild   Das erste Mittel bei akuten Geschehen um Mitternacht!

Leitsymptome   Plötzliches Auftreten von Fieber oder Grippesymptomen um Mitternacht mit Todesängsten; trockene Haut; Folge von kaltem Wind.

Modalitäten

V   abends, nachts, von Tabakrauch

B   im Freien, Ruhe

Potenzwahl   C 30, C 200

Arsenicum album • Ars (Weißes Arsenoxid)

Erscheinungsbild   Eine verunsicherte und ängstliche Frau, besorgt um ihr Kind.

Leitsymptome   Frau wirkt hypochondrisch; extrem ängstlich; fühlt sich sterbenselend, spricht vom Tod; Kreislaufschwäche, anämisch; Angst, wenn allein.

Modalitäten

V   Mitternacht

B   Schlafen mit erhöhtem Kopf

Potenzwahl   C 30, C 200

Belladonna • Bell (Tollkirsche)
Erscheinungsbild Temperamentvolle, verärgerte und empfindliche Frau mit großen Pupillen.
Leitsymptome Plötzlich auftretendes Fieber mit Stirnkopfschmerz; feuchte, schwitzende Haut, kalte Hände und Füße; Folge von Sonneneinstrahlung; durstlos.
Modalitäten
V Mitternacht, beim Hinlegen, Berührung
B halb aufrechtes Schlafen
Potenzwahl C 30, C 200

Bryonia • Bry (Zaunrübe)
Erscheinungsbild Pflichtbewusste Frau in gereizter Grundstimmung.
Leitsymptome Frau möchte ganz ruhig liegen bleiben, hat aber doch noch so viele Dinge zu erledigen; wirkt unersetzlich. Trockene Haut, Schleimhaut und Lippen; trockener schmerzhafter Husten; starker Durst auf kalte Getränke.
Modalitäten
V Bücken, Bewegung, Berührung, plötzlicher Wetterwechsel
B Liegen, am liebsten auf dem Rücken, Druck auf der schmerzhaften Stelle, kalte Auflagen
Potenzwahl C 6, C 30

Ferrum phosphoricum • Ferr-p (Eisenphosphat)
Erscheinungsbild Fröhliche, juvenile Frau mit Pseudoplethora.
Leitsymptome Wirkt nicht krank; allmählicher Krankheitsbeginn, mäßiges Fieber; Nasenbluten; Folge von nassen Haaren.
Modalitäten
V Nachtschweiß gegen 4.00 Uhr
B frische Luft, kalte Anwendungen
Potenzwahl 3 x täglich D 4 oder D 6 (nur in Tablettenform erhältlich) über längeren Zeitraum, bis die Blutwerte besser sind. 2 x täglich C 6 über längeren Zeitraum, bis die Blutwerte besser sind
C 6, C 30

Gelsemium • Gels (Gelber Jasmin)

Erscheinungsbild   Erregung und Schwäche »wie gelähmt« wechseln sich ab bei einer eher zart wirkenden Frau.

Leitsymptome   Subfebrile Temperatur, schlimmer durch Denken, was noch alles kommt; schlechte Nachrichten lösen Ängste aus; Druck auf den Augen.

Modalitäten

V   morgens gegen 8.00 Uhr

B   Wasserlassen, frische Luft

Potenzwahl   C 30, C 200

Pulsatilla • Puls (Küchenschelle)

Erscheinungsbild   Aufblühende Schwangere (blond), wechselhaft, weinerlich, braucht Zuwendung und Trost.

Leitsymptome   Friert in der warmen Stube, frostig, aber Wärme unerträglich; schwitzt halbseitig, fühlt sich heiß an, trotz normaler Körpertemperatur; durstlos; Augen und Nase haben milde, leicht gelbliche Absonderung.

Modalitäten

V   20.00–21.00 Uhr

B   frische Luft, Trost

Potenzwahl   einmalig C 30, bei Bedarf in verkläpperter Form schluckweise wiederholen

C 200

Cave: keine tiefen Potenzen in der Schwangerschaft (wehenfördernd)!

Pyrogenium • Pyrog (Verfaultes Ochsenfleisch)

Erscheinungsbild   Empfindsame, redselige Person mit dem Gefühl der Dualität und verrückten Vorstellungen.

Leitsymptome   Septische Temperaturen; spricht im Schlaf; elender Zustand; reichlicher heißer Schweiß; paradoxe Puls-Blutdruck-Situation.

Modalitäten
V Kälte, Feuchtigkeit, Sitzen, Bewegung
B Hitze, heiße Anwendungen, leichte Bewegung, Lage-
wechsel
Potenzwahl C 30, C 200

Geburtsvorbereitung

Die routinemäßige geburtsvorbereitende Gabe von Caulophyllum, Pulsatilla und Cimicifuga und/oder Gelsemium in
tiefen Potenzen, oft auch als Komplexmittel, 4 Wochen vor der
Geburt wird in der Homöopathie sehr kontrovers diskutiert.
Insbesondere sollten frühe Gaben unterlassen werden, da dies
oftmals zu falschen und uneffektiven Wehen führen kann. Sind
eben diese aber vorhanden und die Frau wird unruhig bzw.
der seelische Druck einer bevorstehenden Einleitung steigt
täglich, dann kann diese Phyto-Homöopathie entweder einige
Tage vor dem Geburtstermin oder bei Übertragung eine erfolgreiche Maßnahme sein. So kann immerhin vielleicht eine
hormonelle Einleitung verhindert werden. Es ist jedoch immer
sinnvoll, das Simile zu finden und in der entsprechenden Potenz zu verabreichen.

Wiederkehrende Arzneien: Caulophyllum, Cimicifuga,
Coffea, Gelsemium, Pulsatilla

Repertorisationsrubriken
Graf (T. 8):   Geburt und Wehen, Wehen, unterdrückt und
fehlend, unwirksam – S. 80
Murphy: Schwangerschaft, Entbindung, Muttermund –
S. 1891 ff.
Schwangerschaft, Wehen, erfolglose, falsche,
u. a. – S. 1900 ff.

Caulophyllum • Caul (Frauenwurzel)
Leitsymptome Noch verschlossener, unreifer Muttermund.
Modalitäten
V im Freien, durch Kaffee
B Wärme
Potenzwahl C 3
Cave: potenzabhängige Arznei (s. Kapitel Geburt, S. 111 f.)!

Cimicifuga • Cimic (Traubensilberkerze)
Erscheinungsbild Entweder übergewichtige oder hagere bis magersüchtige Frau, spricht viel, befürchtet das Schlimmste und sieht alles schwarz: »Das Kind kommt ja doch nicht!«
Leitsymptome Keine Wehen, VGT über Beckeneingang.
Modalitäten
V morgens, am Abend
B im Freien, Bewegung, Druck
Potenzwahl C 3
Cave: potenzabhängige Arznei (s. Kapitel Geburt, S. 112 f.)!

Coffea • Coff (Kaffeebohne)
Erscheinungsbild Eine euphorische und ideenreiche Frau mit nervöser Reizbarkeit.
Leitsymptome Gedanken lassen sie nicht los, wie wenn »Festplatte nicht abschaltet«, unruhig und schlaflos aufgrund von Aufregung und geistiger Aktivität; Frau soll am folgenden Tag zur Geburtseinleitung.
Modalitäten
V Erregung, Freude, starke Gerüche, nachts, Kälte
B Wärme
Potenzwahl C 6, C 30

Gelsemium • Gels (Gelber Jasmin)
Häufiges Mittel für Mehrgebärende.
Erscheinungsbild Erregung und Schwäche »wie gelähmt« wechseln sich ab bei einer eher zart wirkenden Frau.
Leitsymptome Denken an die vorausgegangene Geburt löst

Beschwerden aus, einhergehend mit migräneartigen Kopf-
schmerzen; Wehen beginnen und hören wieder auf bei Start
in die Klinik oder Ruf nach der Hebamme.
Modalitäten
V morgens gegen 8.00 Uhr
B Wasserlassen, frische Luft
Potenzwahl C 6, C 30

Pulsatilla • Puls (Küchenschelle)
Erscheinungsbild Aufblühende Schwangere (blond), wech-
selhaft, weinerlich, braucht Zuwendung und Trost; möchte
eigentlich hören, dass sie noch Zeit hat und das Kind schon
von allein kommt.
Leitsymptome Die Wechselhaftigkeit steht im Vordergrund.
Durstlosigkeit, Ödemneigung; Hitzewellen und heiße Füße;
hat immer wieder Wehen, die aufhören.
Modalitäten
V morgens und abends
B frische Luft, Trost
Potenzwahl C 6, C 30
Cave: potenzabhängige Arznei (s. Kapitel Geburt, S. 115 f.)!

Hämorrhoiden

Bedingt durch die Hypotonie der glatten Muskulatur ist dieses
Beschwerdebild häufig anzutreffen, das durch die verstärkte
Durchblutung des kleinen Beckens noch begünstigt wird. Hier
kennt die Homöopathie hilfreiche Arzneien, die in tiefen Potenzen über mehrere Wochen eingenommen werden.

Bei diesen bewährten Mitteln bleibt das *Erscheinungsbild*
teilweise unerwähnt, da es für die Arzneiwahl meist nicht relevant ist und die Wahl der *Leitsymptome* im Vordergrund steht.
Eine Ausnahme ist Arnica montana.

> Wiederkehrende Arzneien **(häufig): Acidum muriati-cum, Aesculus, Arnica montana**, Capsicum, Collinsonia, **Hamamelis**

Repertorisationsrubriken

Graf (T. 8): Schwangerschaft, Hämorrhoiden – S. 67
Murphy: Schwangerschaft, Hämorrhoiden – S. 1894
  Rektum, Hämorrhoiden – S. 1754 ff.
  Rektum, Hämorrhoiden, Schwangerschaft – S. 1756

Acidum muriaticum • Mur-ac (Salzsäure)

DIE bewährte homöopathische Arznei!
Leitsymptome Hämorrhoiden bläulich, heiß mit heftigen Stichen, berührungsempfindlich und Juckreiz.
Modalitäten
V vor Mitternacht
B Liegen auf der linken Seite
Potenzwahl C 6

Aesculus • Aesc (Rosskastanie)

Leitsymptome Anus rau und wund; starke Schmerzen den Rücken hinauf nach dem Stuhlgang.
Modalitäten
V bei Obstipation, morgens, beim Stehen
B in kühler Luft
Potenzwahl C 6

Arnica montana • Arn (Bergwohlverleih)

Bewährt als ergänzende Arznei im Sinne eines Konstitutionsmittels.
Erscheinungsbild Folge von körperlicher Überanstrengung, insbesondere für körperlich arbeitende Frauen wie Bäuerinnen; Mehrgebärende.
Leitsymptome Anus wie zerschlagen

Modalitäten
V morgens, nach Bettruhe, Bewegung, Kälte
B Liegen
Potenzwahl C 6, C 30

Capsicum • Caps (Spanischer Pfeffer)

Leitsymptome Stuhl mit blutigem Schleim; stechender Schmerz beim Stuhlgang und durstig danach; blutende Hämorrhoiden mit Wundheit des Anus.
Modalitäten
V Kälte, Essen
B Bewegung
Potenzwahl C 6

Collinsonia • Coll (Steinwurzel)

Bewährte homöopathische Arznei.
Leitsymptome Hartnäckige Verstopfung mit Hämorrhoiden; Gefühl wie scharfe Holzstücke im Rektum; Jucken am Anus.
Modalitäten
V Aufregung, nachts
B Hitze, morgens
Potenzwahl C 6

Hamamelis • Ham (Zaubernuss)

Bewährte homöopathische Arznei.
Leitsymptome Varizen; Zahnfleisch- und Nasenbluten.
Modalitäten
V warme, feuchte Luft
B nichts bekannt
Potenzwahl C 6

Harnwegsbeschwerden

Harnwegsbeschwerden bedürfen immer einer ärztlichen Abklärung. Häufig jedoch entstehen die Beschwerden nicht durch eine bakterielle Infektion, sondern sind tatsächlich durch die Lage des Kindes bedingt. Eine geringe Fruchtwassermenge und/oder ein großes Kind können solche Beschwerden noch unterstützen. Aber auch nicht ausgesprochener Ärger und nicht geweinte Tränen führen zu Blasenbeschwerden.

> Wiederkehrende Arzneien **(häufige): Apis mellifica, Berberis, Cantharis**, Dulcamara, **Equisetum**, Pulsatilla, Sepia, **Solidago**

Repertorisationsrubriken

Graf (T. 8):   Schwangerschaft, Harnblase, Harndrang – S. 67
Murphy: Schwangerschaft, Blasensymptome – S. 1890
    Blase, Harndrang, Schwangerschaft – S. 347
    Blase, Zystitis, Schwangerschaft – S. 370
    Blase, Urinieren, unwillkürlich, Schwangerschaft – S. 365
    Blase, Urinieren, verzögert, Schwangerschaft – S. 366

Apis mellifica • Apis (Honigbiene)
Erscheinungsbild   Unzufriedene und ruhelose Frau.
Leitsymptome   Beschwerden treten nach Koitus auf; stechende Beschwerden; Brennen beim Wasserlassen, insbesondere die letzten Tropfen; spärlicher, langsam fließender, stark gefärbter Urin; Harninkontinenz.
Modalitäten
V   16.00 – 18.00 Uhr, Druck, Berührung
B   kalte Anwendungen
Potenzwahl   C 6, C 30

Berberis • Berb (Berberitze)
Bewährte homöopathische Arznei.
Leitsymptome   Häufiges Wasserlassen, mit Brennen beim Wasserlassen; Schmerzen in Oberschenkel und Lenden beim

Entleeren der Blase; Urethra brennt, wenn nicht entleert wird; Schmerzen in die rechte Flanke ausstrahlend.

Modalitäten

V langanhaltende Bewegung, Ruhe in der Nacht

B kaltes Wasser

Potenzwahl C6

Cantharis • Canth (Spanische Fliege)

Häufiges Mittel bei Blasenentzündung.

Erscheinungsbild Gereizte und überreizte Stimmung mit Ängstlichkeit.

Leitsymptome Folge von kalten Getränken und Sitzflächen; dauernder, unerträglicher Harndrang, tropfenweiser Abgang, schneidender Schmerz vor, bei und nach Harndrang; Harn blutig, wenig.

Modalitäten

V Trinken von kalten Getränken

B Reiben, warme Anwendungen

Potenzwahl C6, C30

Dulcamara • Dulc (Bittersüßer Nachtschatten)

Erscheinungsbild Eine rechthaberische, willensstarke Frau, die empfindlich auf jede Form von Kälte und Nässe reagiert.

Leitsymptome Cystitis mit schleimigem, satzigen Urin nach Einwirkung von Kälte und Nässe, z. B. durchweichten Schuhen; hat eiskalte Füße.

Modalitäten

V nasse Kälte

B Wärme, Bewegung

Potenzwahl C6, C30

Equisetum • Equis (Schachtelhalm)

DAS bewährte Mittel bei Harnwegserkrankungen und Harnretention!

Leitsymptome Beißen, Jucken an der Harnröhrenöffnung, starker, dumpfer Schmerz in der Blase, nicht besser durch

Entleeren; brennender, schneidender Schmerz, schlimmer am Ende der Miktion; Urin fließt tropfenweise, viel Schleim im Urin; unwillkürlicher Harnabgang.

Modalitäten

V   beim Hinsetzen

B   nachmittags, beim Hinlegen

Potenzwahl   C 6

Pulsatilla • Puls (Küchenschelle)

Erscheinungsbild   Glückliche Schwangere, mit wechselhafter Stimmung und extrem trostbedürftig.

Leitsymptome   Möchte ihren Mann bei sich haben; vermehrter Harndrang, Brennen in der Urethraöffnung bei und nach dem Wasserlassen.

Modalitäten

V   morgens, abends, warme Speisen

B   braucht Frischluft, kalte Speisen und Getränke, Trost

Potenzwahl   C 30

Cave: keine tiefen Potenzen in der Schwangerschaft (wehenfördernd)!

Sepia • Sep (Tintenfischtinte)

Erscheinungsbild   Intellektuelle, sensible, erfolgreiche Frau (brünett), die ihren Mann steht.

Leitsymptome   Nierenthemen in der Anamnese; Beziehungskrise; chronische Cystitis; roter festhaftender Satz im Urin; langsamer Harnfluss mit dem Gefühl des Nach-unten-Drängens in der Blasengegend.

Modalitäten

V   morgens, abends, durch Kälte

B   Wärme, heißes Bad, Saures, Bewegung, Musik

Potenzwahl   C 6, C 30

Solidago • Solid (Goldrute)

Bewährte phyto-homöopathische Arznei bei Harnwegserkrankungen.

Leitsymptome Wasserlassen schwierig und spärlich; klarer, übel riechender Urin.
Modalitäten
V nachts, Druck
B reichliches Wasserlassen
Potenzwahl C 3

Hautjuckreiz

Ist abgeklärt, dass der Schwangerschaftsjuckreiz kein Symptom für eine Gestose ist, also der Blutdruck und die Serum-Leberwerte in Ordnung sind, besteht zwar kein Grund zur Beunruhigung, aber die Frau leidet trotzdem – also wieder eine Möglichkeit für die Homöopathie, mit ihrem ganzheitlichen Ansatz zu helfen.

Wiederkehrende Arzneien **(häufige): Caladium**, Calcium carbonicum, Cantharis, **Dolichos pruriens**, Lycopodium, Mercurius solubilis, **Rhus toxicodendron**, **Sepia**, Staphisagria, **Urtica urens**

Repertorisationsrubriken
Graf (T. 8):   Schwangerschaft, Hautjucken – S. 67
Murphy: Schwangerschaft, Haut, juckend – S. 1894
               Schwangerschaft, Jucken – S. 1895
               Haut, Jucken – S. 971–976
               Haut, Jucken, Schwangerschaft – S. 974
               Klinisches, Hautausschläge, Beschwerden durch
               Unterdrückung – S. 1179

Caladium • Calad (Schweigrohr)

Erscheinungsbild Nervöse unruhige Frau, die sich Sorgen macht um ihre Gesundheit; evtl. Raucherin.
Leitsymptome Muss am Tag schlafen, denn nachts ist die

Frau von heftigem Juckreiz und brennendem Gefühl geplagt; Abneigung gegen kaltes Wasser, aber der Juckreiz bessert sich in kaltem Wasser.
Modalitäten
V　Kratzen, Rauchen
B　Berühren, kalte Luft
Potenzwahl　C6

Calcium carbonicum • Calc (Austernschalenkalk)
Im Sinne einer homöopathischen Konstitutionstherapie.
Erscheinungsbild　Eher langsame, adipöse, bescheiden, schüchtern und gutmütig wirkende Frau, aber glückliche Schwangere.
Leitsymptome　Erschöpft mit Schweißausbrüchen; Hautekzem durch Schwitzen in den Hautfalten.
Modalitäten
V　Nässe, Kälte, Wetterwechsel
B　Wärme in jeder Form
Potenzwahl　C30, C200

Cantharis • Canth (Spanische Fliege)
Erscheinungsbild　Ängstliche und ruhelose Frau.
Leitsymptome　Bläschenausschlag mit mehligen Schuppen, die brennen und jucken; wacht nachts auf mit brennenden Fußsohlen.
Modalitäten
V　nachts
B　Reiben, warme Anwendungen
Potenzwahl　C6, C30

Dolichos pruriens • Dol (Juckbohne)
Die bewährte Arznei bei Schwangerschaftsjuckreiz!
Erscheinungsbild　nichts bekannt
Leitsymptome　Unerträgliches Jucken am ganzen Körper; kein sichtbarer Hautausschlag.

Modalitäten
V nachts, Kratzen
B nichts bekannt
Potenzwahl C 6, C 30

Lycopodium • Lyc (Bärlapp)
Erscheinungsbild Eher alt aussehende, früh ergraute Frau, die weiß was sie will und worauf sie Anspruch hat.
Leitsymptome Klagt über Hauttrockenheit mit Ekzemen, Blähungen und Varizen rechts; Hautekzeme verhärten; braune Flecken (Sommersprossen und Leberflecken); rissige Ausschläge, leicht blutend; Risse in den Fersen.
Modalitäten
V Wärme, Beschwerden wandern von rechts nach links, 16.00–20.00 Uhr
B nach Mitternacht, durch Aufdecken
Potenzwahl 2 x täglich C 6
C 30, C 200

Mercurius solubilis • Merc (Quecksilber)
Erscheinungsbild Frau wirkt krank und geschwächt.
Leitsymptome Pruritus Vulvae; Haut weist oberflächliche Ulzerationen auf; schuppige, leicht blutende Haut; nässendes Ekzem mit gelb-braunen Krusten; rote Flecken mit kleinen Bläschen; Herpes brennt bei Berührung; Windpocken; Zahnfleischbluten, Mundschleimhautveränderungen (Aphten); nächtlicher Schweiß. Häufig Folge von Amalgamfüllungen.
Modalitäten
V nachts, Bettwärme, durch Temperatur, extreme Hitze und Kälte
B Ausruhen, Kratzen
Potenzwahl C 30, C 200

Rhus toxicodendron • Rhus-t (Giftsumach)
Erscheinungsbild Wetterfühlige, zu Rheumatismus neigende, unruhig wirkende Frau.

Leitsymptome   Kann nicht stehen und warten, Sitzen fällt schwer; Folge von Überanstrengung und Feuchtwerden durch Schwitzen und Wetterwechsel; hat Rückenschmerzen, häufig Herpes simplex (kleine wandernde Bläschen); bläschenartiges Hautekzem mit intensivem Jucken.
Modalitäten
V Ruhe, nachts
B Wärme, Bewegung, Reiben, Liegen auf harter Unterlage
Potenzwahl   C 6, C 30

Sepia • Sep (Tintenfischtinte)
Erscheinungsbild   Intellektuelle, sensible erfolgreiche Frau (brünett), die ihren Mann steht.
Leitsymptome   Fleckenartiger Hautpilz; Juckreiz in Knie- und Ellenbeuge, der sich durch Kratzen nicht bessert; Bläschen- artiger Ausschlag; kleine juckende flache Warzen an Händen und im Gesicht; Nasenbluten.
Modalitäten
V im Freien, Kälte, nach dem Einschlafen, Reiben und Kratzen
B Wärme, kalt Baden, Saures, Bewegung, Musik
Potenzwahl   C 30, C 200

Staphisagria • Staph (Stephanskraut)
Erscheinungsbild   Schüchterne, sensibel wirkende Frau, die empfindlich auf Kritik reagiert.
Leitsymptome   Klagt über Müdigkeit tagsüber und Wach- heit nachts; vorausgegangene Geburt mit Dammschnitt oder Kaiserschnitt war verletzend, wird aber von ihr entschuldigt (psychische Traumatisierung); Juckreiz der Haut mit kleinen, roten, trockenen Stippen, die ständig den Ort wechseln und von einer Narbe (Epi-, Sectionarbe) ausgehen. Empfindliche, schmerzhafte Zähne. Folge von Eifersucht
Modalitäten
V morgens, nach Mittagsschlaf, Ärger, links
B nach dem Frühstück, Wärme
Potenzwahl   C 6, C 30

Urtica urens • Urt-u (Brennnessel)
Bewährte Einstiegsarznei.
Erscheinungsbild Betroffene Körperteile sehen aus wie von Brennnesseln berührt.
Leitsymptome Bei Juckreiz und Nesselsucht in der Schwangerschaft; Brennen und Jucken im Vulvabereich; Urticaria mit brennender Hitze und Ameisenlaufen; Herpes labialis mit Hitze und Juckgefühl; Harnsäureanstieg, Gicht in der Anamnese; Folge von Fischunverträglichkeit.
Modalitäten
V Schneeluft, kühle feuchte Luft, Berührung, nach dem Schlaf, Anwendung von Wasser
B Hinlegen, Reiben
Potenzwahl D 6, C 6, D 12

Hypertonie

Bei einer Hypertonie in Kombination mit Ödemen muss immer eine Gestose, Präeklampsie oder das HELLP-Syndrom ausgeschlossen werden. Vor allem, wenn zu erhöhtem Blutdruck Symptome wie Oberbauchschmerzen und Sehstörungen auftreten, ist umgehend ein Arzt hinzuziehen oder die Frau in die Klinik einzuweisen. Hoher Blutdruck in der Schwangerschaft kann aber auch rein psychosomatisch bedingt sein, weil die Schwangere sich unter Druck fühlt. Ein Miteinander von Allopathie und Homöopathie kann schlimmere Pathologien vermeiden helfen.

Wiederkehrende Arzneien **(häufige): Apis mellifica,** Aurum metallicum, **Belladonna**, Lachesis muta, **Phosphor**, Pulsatilla

Repertorisationsrubriken
Graf (T. 8):   Schwangerschaft, Hypertonie – S. 68
Murphy: Klinisches, Hypertonie – S. 1183

Apis mellifica • Apis (Honigbiene)

Erscheinungsbild   Unzufriedene und ruhelose Frau.

Leitsymptome   Folge von Ärger und Eifersucht; stechende Beschwerden; geht einher mit Ödemen (Lid und Knöchel); EPH-Gestose mit Eiweißausscheidung.

Modalitäten

V   16.00–18.00 Uhr, Druck, Berührung

B   kalte Anwendungen

Potenzwahl   C 6, C 30

Aurum metallicum • Aur (Gold)

Erscheinungsbild   Eine fleißige, aufgeregte, gereizte Frau mit blutrotem Kopf, großer Aura, die viele rasche Fragen stellt, ohne auf Antwort zu warten.

Leitsymptome   Rascher, schwacher, unregelmäßiger Puls mit heftigem Herzklopfen.

Modalitäten

V   im Winter, von Sonnenuntergang bis -aufgang

B   Bewegung an frischer Luft

Potenzwahl   C 30, C 200

Belladonna • Bell (Tollkirsche)

Erscheinungsbild   Temperamentvolle, verärgerte und empfindliche Frau mit großen Pupillen.

Leitsymptome   Hochdruck ist plötzlich aufgetreten, mit Stirnkopfschmerz; hellrote Blutung; Folge von Sonneneinstrahlung.

Modalitäten

V   Mitternacht, beim Hinlegen, Berührung

B   halb aufrechtes Schlafen

Potenzwahl   C 30, C 200

Lachesis muta • Lach (Buschmeisterschlange)

Erscheinungsbild   Temperamentvolle, schnell errötende, emotionale Frau; eher älter.

Leitsymptome   Hypertonie; berstender, hämmernder Kopf-

schmerz; kann nichts am Hals ertragen; purpurne, bläuliche
Varizen mit einblutenden Stellen.
Modalitäten
V   nach dem Schlaf, links, Einschnürung
B   Wärme
Potenzwahl   C 6, C 30

Phosphor • Phos (gelber Phosphor)
Erscheinungsbild   Schlanke, freundliche, gut aussehende,
lebenslustige Frau, trägt leuchtende Farben.
Leitsymptome   Herzklopfen beim Liegen auf der linken
Seite; schneller, weicher Puls; geräuschempfindlich.
Modalitäten
B   kalte Getränke, volles Zimmer
V   Alleinsein, Ruhe, Schlaf
Potenzwahl   C 30, C 200

Pulsatilla • Puls (Küchenschelle)
Erscheinungsbild   Aufblühende Schwangere (blond), wech-
selhaft, weinerlich, braucht Zuwendung und Trost.
Leitsymptome   Ist ungern allein und kann das Liegen nicht
ertragen, will raus an die Luft; ist stark stimmungsschwankend.
Modalitäten
V   morgens und abends
B   frische Luft, Trost
Potenzwahl   C 30, C 200
Cave: keine tiefen Potenzen in der Schwangerschaft (wehen-
fördernd)!

Hypotonie

Hypotonie in der Schwangerschaft muss ernst genommen
werden, da sie zu einem Durchblutungsmangel der Uterusmus-
kulatur und so zu einer kindlichen Unterversorgung führen
kann. Neben Hydrotherapie wie Kneippschen Güssen sowie

der ausreichenden Zufuhr von Flüssigkeit und Steinsalz bietet auch die Homöopathie Hilfestellung.

> Wiederkehrende Arzneien **(häufige): Carbo vegetabilis, Gelsemium**, Graphites, Natrium muriaticum, **Pulsatilla, Sepia, Veratrum album**

Repertorisationsrubriken
Graf (T. 8):   keine Angaben
Murphy: Klinisches, Hypotonie – S. 1184

Carbo vegetabilis • Carb-v (Holzkohle)

Erscheinungsbild   Unruhige, blasse Frau mit allgemeiner Vitalitätsschwäche.

Leitsymptome   Frau ist erschöpft, schwach, braucht ständig Luft zugefächert und offene Fenster; Schwindel mit Übelkeit und Tinnitus; Verdauungsbeschwerden mit Blähungen; kalte Beine bis zum Knie; langsame Verdauung mit Aufstoßen und Völlegefühl.

Modalitäten
V Wärme, reichhaltiges Essen
B Aufstoßen, Luft fächeln, senkrecht
Potenzwahl   C 6, C 30

Gelsemium • Gels (Gelber Jasmin)

Erscheinungsbild   Erregung und Schwäche »wie gelähmt« wechseln sich ab bei einer eher zart wirkenden Frau.

Leitsymptome   Schlechte Nachrichten lösen Ängste aus, einhergehend mit migräneartigen Kopfschmerzen; Hypotonie.

Modalitäten
V morgens gegen 8.00 Uhr
B Wasserlassen, frische Luft
Potenzwahl   C 30

Graphites • Graph (Reißblei)
Erscheinungsbild Schwerfällige, träge, blasse Frau, friert schnell (Schilddrüsenunterfunktion?).
Leitsymptome Kreislaufprobleme mit Morgenübelkeit; neigt zu trockener Haut und Obstipation.
Modalitäten
V Wetterwechsel, morgens, nachts, Hitze, links
B abends, essen
Potenzwahl C 30

Natrium muriaticum • Nat-m (Meersalz)
Erscheinungsbild Intellektuelle, zurückhaltende Frau.
Leitsymptome Hat Verlangen nach Salz, aber nimmt es nicht zu sich; Riss in der Unterlippe; krampfhaftes Augenlidschließen; Schwindel, Herzklopfen.
Modalitäten
V 10.00 – 14.00 Uhr, Hitze, Trost, Musik
B im Freien, kaltes Bad
Potenzwahl C 6, C 30, C 200

Pulsatilla • Puls (Küchenschelle)
Erscheinungsbild Aufblühende Schwangere (blond), wechselhaft, weinerlich, braucht Zuwendung und Trost; möchte eigentlich hören, dass alles nicht so schlimm ist.
Leitsymptome Durstlos; Folge von Eisensubstitution; neigt zu stauungsbedingten Ödemen und Varizen.
Modalitäten
V in geschlossenen Räumen; morgens und abends
B frische Luft, Trost
Potenzwahl C 30, C 200

Sepia • Sep (Tintenfischtinte)
Erscheinungsbild Intellektuelle, sensible Frau (brünett), die ihren Mann steht.
Leitsymptome Neigt zur Ohnmacht durch Aufrichten der

Knie; Hyperemesis; Schweregefühl im Magen und in den Beinen; frühes Senkungsgefühl; Nasenbluten.
Modalitäten
V morgens, abends, durch Kälte
B Wärme, heißes Bad, Saures, Bewegung, Musik
Potenzwahl   C 30, C 200

Veratrum album • Verat (Weiße Nieswurz)
Erscheinungsbild   Blasse, schwach wirkende Frau, als ob sie gleich in Ohnmacht fällt.
Leitsymptome   Kalter Schweißausbruch; ohnmachtähnliche Schwäche; Kreislaufkollaps, nach Sonneneinwirkung; Haut blass, blau, eiskalt; Verlangen nach kalten Getränken, aber wird wieder erbrochen; will Obst, Eis und Salz; Wärmebedürfnis.
Modalitäten
V nachts, kaltes Wetter
B Wärme, Bewegung
Potenzwahl   C 30, C 200

Ischiasbeschwerden – Kreuzbeinschmerzen

Zu diesen Beschwerden wird die Hebamme recht häufig um Rat gefragt. Hier bietet sich eine gute Möglichkeit für die Anwendung von Homöopathie, denn schulmedizinisch lassen sich diese unangenehmen Schmerzen nicht behandeln, weder in der Frühschwangerschaft bei einem retroflektierten Uterus, noch wenn die Kindslage oder eine Auflockerung des Ileosacralgelenkes ursächlich ist. Die Homöopathie vermag die Schmerzen auch nicht wegzuzaubern, aber die Frau kommt unter der Gabe des Similes besser damit zurecht.

Grundsätzlich muss natürlich eine mögliche Beckenfehlstellung abgeklärt werden.

Wiederkehrende Arzneien **(häufige): Bryonia, Kalium carbonicum**, Pulsatilla, **Rhus toxicodendron,** Sepia

Repertorisationsrubriken

Graf (T. 8):   Schwangerschaft, Ischias – S. 68
Murphy: Schwangerschaft, Rückenschmerz – S. 1898
   Schwangerschaft, Sakrum – S. 1898
   Rücken – S. 1772 – 1818

Bryonia • Bry (Zaunrübe)

Erscheinungsbild   Pflichtbewusste Frau in gereizter Grundstimmung.

Leitsymptome   Beschwerden durch Überheben; Stiche und Steifheit im Rücken.

Modalitäten
V   Bücken, Bewegung, Berührung, plötzlicher Wetterwechsel
B   Liegen, am liebsten auf dem Rücken, Druck auf der schmerzhaften Stelle, kalte Auflagen

Potenzwahl   C 6, C 30

Kalium carbonicum • Kali-c (Pottasche)

Erscheinungsbild   Kontrollierte, korrekte Frau.

Leitsymptome   Gefühl im Rücken wie »abgebrochen«; extreme Schwäche in den Beinen – als ob diese versagen.

Modalitäten
V   2.00 – 4.00 Uhr, erwacht mit schweißnassem Rücken
B   Sitzen oder flach auf dem Rücken liegen, Druck, Massage

Potenzwahl   C 30

Pulsatilla • Puls (Küchenschelle)

Erscheinungsbild   Aufblühende Schwangere (blond), wechselhaft, weinerlich, braucht Zuwendung und Trost; möchte eigentlich hören, dass alles nicht so schlimm ist.

Leitsymptome   Schmerzen im Rücken wie nach langem Bücken, diese bessern sich in der Seitenlage und durch Lagewechsel; Sakralregion beim Sitzen schmerzhaft.

Modalitäten
V   morgens und abends
B   frische Luft

Potenzwahl   C 30

Rhus toxicodendron • Rhus-t (Giftsumach)
Erscheinungsbild   Folge von Überanstrengung und Nässe-einwirkung.
Leitsymptome   Häufig Lippenherpes; kann nicht ruhig sitzen oder liegen; innere Unruhe; Schmerz als würde der Rücken zusammengeschnürt oder als würde er »abbrechen«, Beine unruhig (restless legs)
Modalitäten
V Ruhe, nachts
B Wärme, Bewegung, Reiben, Liegen auf harter Unterlage
Potenzwahl   C 6, C 30

Sepia • Sep (Tintenfischtinte)
Erscheinungsbild   Intellektuelle, sensible Frau (brünett), die ihren Mann steht.
Leitsymptome   Druckgefühl wie Ballon im Bauch; Krämpfe im Gesäß beim Ausstrecken der Beine. Essiggelüste; liebt Musik und Tanz; Nasenbluten.
Modalitäten
V morgens, abends, beim Gehen, durch Kälte
B Wärme, heißes Bad, Saures, Bewegung
Potenzwahl   C 30

Kindsbewegungen, schmerzhafte

Ein Gespräch mit der Hebamme bringt zwar meist Entspannung und vermittelt Verständnis, bei Frauen mit zartem Körperbau und wenig Fettgewebe können die Beschwerden jedoch tatsächlich behandlungsbedürftig sein.

> Die **häufigsten** Arzneien sind: **Arnica montana, Bellis perennis.**

Repertorisationsrubriken
Graf (T. 8):   Schwangerschaft, Kindsbewegungen, schmerz-
                       haft – S. 68
Murphy: Schwangerschaft, Feten, Bewegungen – S. 1893

Arnica montana • Arn (Bergwohlverleih)
Erscheinungsbild   Folge von körperlicher Überanstrengung.
Leitsymptome   Gefühl wie Bluterguss im Bauch.
Modalitäten
V   morgens beim Aufstehen, Bewegung
B   Liegen
Potenzwahl   C 30

Bellis perennis • Bell-p (Gänseblümchen)
»Die Arnika der Gebärmutter«, wenn Arnika versagt.
Leitsymptome   Wund- und Schmerzhaftigkeit von Bauch
und Gebärmutterwand; innere Hämatome; Gehen und Bewe-
gen fallen schwer; schwermütige Stimmung.
Modalitäten
V   linke Seite, Berührung, kalter Wind, kaltes Bad
B   Druck, fortgesetzte Bewegung
Potenzwahl   C 30
Cave: Nie in niederer Potenz in der Schwangerschaft, da
wehenauslösend!

Mutterbandschmerzen

Mutterbandschmerzen werden von den Frauen in der Frühschwangerschaft meist nicht direkt als solche erkannt und von
Gynäkologen selten diagnostiziert. Die Frau verspürt ziehende
Schmerzen in der Leiste. Mutterbandschmerzen werden meist
von Frauen mit athletischer Figur und fester Muskulatur ange-
geben (Sportlerinnen). Die Beschwerden sind unangenehm,
aber harmlos, da sie vergehen, sobald der Uterus sich im
Becken aufrichtet und an Größe zunimmt. Bis dahin aber hilft
oft die Homöopathie.

Wiederkehrende Arzneien **(häufige): Aletris, Clematis,** Helonias, **Sepia**

Repertorisationsrubriken

Graf (T. 8):   Schwangerschaft, Bauch empfindlich, Bauchschmerzen – S. 63

Murphy: Schwangerschaft, Uterus, herabdrängendes Ge-
fühl – S. 1900
Weibliche Genitalien, ziehender Schmerz –
S. 2145

Aletris • Alet (Runzelwurzel)

Die bewährte Arznei bei Schweregefühl im Unterleib!

Erscheinungsbild   Müde und geschwächte Frau, die gereizt und unzufrieden wirkt.

Leitsymptome   Gefühl wie Muskelkater in der Leiste; ge-schwächt, anämisch und verstopft; ausgeprägtes Verlangen nach Kaffee.

Modalitäten

V Gehen

B Essen

Potenzwahl   C 6

Clematis • Clem (Waldrebe)

Bewährte Arznei bei Senkungsgefühl mit Harndrang.

Erscheinungsbild   Melancholische, leicht verwirrte Frau mit Abneigung zu reden.

Leitsymptome   Stechende Empfindungen; empfindliche und schwere Brüste.

Modalitäten

V nachts, Voll- und Neumond

B im Freien

Potenzwahl   C 30

Helonias • Helon (Falsche Einhornwurzel)
Erscheinungsbild   »Die pflanzliche Sepia – ohne Intelligenz –,
das jammernde Elend«; überarbeitete, erschöpfte, nervöse,
nörgelnde Frau, die Widerspruch nicht verträgt; Mehrge-
bärende.
Leitsymptome   Senkungsbeschwerden mit Rückenschmer-
zen; spürt ihren Uterus; Juckreiz im Genitalbereich.
Modalitäten
V   Bücken, daran Denken
B   geistige Ablenkung, Bewegung, Halten des Bauches
Potenzwahl   C 6

Sepia • Sep (Tintenfischtinte)
Erscheinungsbild   Intellektuelle, sensible Frau (brünett), die
ihren Mann steht.
Leitsymptome   Gefühl wie Ballon im Bauch; Senkungsgefühl;
liebt Musik und Tanz; Abneigung gegen Koitus.
Modalitäten
V   morgens, abends, durch Kälte, Schneeluft, links, Heben
B   Wärme, heißes Bad, Hochziehen der Beine
Potenzwahl   C 30

Ödeme

Ödeme in der Frühschwangerschaft sind oftmals das erste
Anzeichen für eine Gestose. Umso zwingender ist eine exakte
Similewahl. Da die Phyto-Homöopathie nicht die Ursache
behandelt, sondern nur die Nierentätigkeit anregt, dienen die
nachfolgend aufgeführten Mittel als kurzfristige Erstmittel, bis
Zeit gefunden ist für eine ausführliche Anamnese.

Wiederkehrende Arzneien **(häufige): Apis mellifica**,
Natrium muriaticum, **Pulsatilla**, **Sanicula aqua**, Sepia,
Solidago

Repertorisationsrubriken

Graf (T. 8): Schwangerschaft, Albumin – S. 62; Füße ödematös – S. 65, Ödeme – S. 70

Murphy: Schwangerschaft, Ödem – S. 1898
Klinisches, Ödem, Schwangerschaft – S. 1214
Füße, Schwellung, Schwangerschaft – S. 578
Füße, Schwellung, ödematös – S. 578

Apis mellifica • Apis (Honigbiene)

Erscheinungsbild Fleißige, unzufriedene und ruhelose Frau.

Leitsymptome Meist Oberkörperödeme (Finger und Ober-
lid); wachsfarbenes Gesicht; Eiweißausscheidung im Urin;
durstlos.

Modalitäten

V 16.00–18.00 Uhr, Berührung, Bewegung, rechts

B frische Luft, kaltes Bad

Potenzwahl C 6, C 30

Natrium muriaticum • Nat-m (Meersalz)

Erscheinungsbild Intellektuelle, zurückhaltende Frau.

Leitsymptome Verlangen nach Salz; Riss in der Unterlippe;
Herpes durch Sonne; zu wenig Harnausscheidung; krampfhaftes Augenlidschließen; Schwindel, Herzklopfen.

Modalitäten

V 10.00–14.00 Uhr, Hitze, Trost, Musik

B im Freien, kaltes Bad

Potenzwahl C 6, C 30, C 200

Cave: Hypertonie!

Pulsatilla • Puls (Küchenschelle)

Erscheinungsbild Aufblühende Schwangere (blond), wechselhaft, weinerlich, braucht Zuwendung und Trost; möchte
eigentlich hören, dass alles nicht so schlimm ist.

Leitsymptome Stauungsbedingte Ödeme; Varizen; durstlos.

Modalitäten
V in geschlossenen Räumen; morgens und abends
B frische Luft, Trost
Potenzwahl   C 30, C 200

Sanicula aqua • Sanic (Mineralquelle)
Bewährte Arznei bei Ödemen in der Schwangerschaft.
Erscheinungsbild   Gereizte Grundstimmung, wirkt juvenil.
Leitsymptome   Blähungen und Senkungsgefühl; heftiger, plötzlicher Drang zum Wasserlassen mit reichlich Urin; Leukorrhoe mit fischartigem Geruch.
Modalitäten
V Anstrengung
B im Freien, Wärme
Potenzwahl   C 6, C 30

Sepia • Sep (Tintenfischtinte)
Erscheinungsbild   Intellektuelle, sensible Frau (brünett), die ihren Mann steht.
Leitsymptome   Senkungsgefühl; Nierenthemen in der Anamnese; Beziehungskrise; neigt zur Ohnmacht; Übelkeit mit Ekel beim Anblick von Speisen; Nasenbluten.
Modalitäten
V morgens, abends, durch Kälte
B Wärme, heißes Bad, Saures, Bewegung, Musik
Potenzwahl   C 30, C 200

Solidago • Solid (Goldrute)
Bewährte Arznei aus der Phytotherapie.
Erscheinungsbild   nichts bekannt
Leitsymptome   Wasserlassen schwierig und spärlich; klarer, übel riechender Urin.
Modalitäten
V nachts, Druck
B reichliches Wasserlassen
Potenzwahl   C 3

Schlafprobleme

Sogenannter Katzenschlaf und häufiges Aufwachen sind kein behandlungsbedürftiger Zustand, sondern ein Umstellmechanismus auf die kommende Stillzeit. Ein- und Durchschlafprobleme sollten jedoch ernst genommen werden, denn diese sind der Hinweis auf verborgene Ängste und Probleme. Eine hohe Potenz des ähnlichsten Mittels kann zur Besserung führen. Liegt die Ursache eher bei den Träumen, s. S. 40 ff.

> Wiederkehrende Arzneien **(häufige): Avena sativa, Coffea, Kalium bromatum**, Kalium carbonicum, **Nux vomica**, Opium, **Pulsatilla, Valeriana**

Repertorisationsrubriken

Graf (T. 8):	Schwangerschaft, Schlaflosigkeit – S. 71
Murphy:	Schwangerschaft, Schlaflosigkeit, Schläfrigkeit – S. 1899
	Schlaf, Schlaf – S. 1819–1860
	Schlaf, Schlaflosigkeit – S. 1837–1848
	Schlaf, Schlaflosigkeit, Schwangerschaft – S. 1846
	Schlaf, Schlaflosigkeit, Schläfrigkeit – S. 1848–1856

Avena sativa • Aven (Haferstroh)

Bewährte Arznei aus der Phyto-Homöopathie.
Erscheinungsbild Erschöpfte und müde Frau.
Leitsymptome Unruhe mit Gliedertaubheit; chronische Schlaflosigkeit aufgrund von Drogen- und Alkoholkonsum.
Modalitäten
V durch Alkoholgenuss
B nichts bekannt
Potenzwahl C 6

Coffea • Coff (Kaffeebohne)

Erscheinungsbild Eine euphorische und ideenreiche Frau mit nervöser Reizbarkeit.

Leitsymptome Unruhig und schlaflos aufgrund von Aufregung und geistiger Aktivität; empfindlich auf jedes Geräusch; Gedanken lassen sie nicht los, wie wenn »Festplatte nicht abschaltet«.

Modalitäten
V Erregung, Freude, starke Gerüche, nachts, Kälte
B Wärme
Potenzwahl C 6, C 30

Kalium bromatum • Kali-br (Kaliumbromid)

Bewährte Arznei bei Schlaflosigkeit.

Erscheinungsbild Depressiv und sehr verwirrt wirkende Frau aufgrund von Kummer und Angst.

Leitsymptome Hat ständige Schuldgefühle; schläfrig, sobald sie sich setzt; auffallend unruhige, nervöse Hände; Angst vor Menschen, will im Dunkeln nicht allein bleiben.

Modalitäten
V Hitze, nachts 2.00 Uhr, Neumond
B körperliche und geistige Beschäftigung, kühles Wetter
Potenzwahl C 30, C 200

Kalium carbonicum • Kali-c (Pottasche)

Erscheinungsbild Kontrollierte, korrekt aussehende, introvertierte Frau, kann und will Kontrolle nicht verlieren.

Leitsymptome Wacht gegen 2.00–3.00 Uhr mit Rückenschmerzen und/oder Schweiß auf; schreckliche, ängstliche Träume; Empfindung, als würde der Rücken »abbrechen« – muss sich selbst den Rücken mit den Händen stützen.

Modalitäten
V 2.00–4.00 Uhr
B Sitzen oder flach auf dem Rücken liegen, Druck, Massage
Potenzwahl C 30, C 200

Nux vomica • Nux-v (Brechnuss)

Erscheinungsbild Überreaktion selbst auf kleinen Anlass, neigt zum »Aus-der-Haut-Fahren« und benutzt dabei eher ordinären Wortschatz.

Leitsymptome Folge von Stress; Träume von Geschäftigkeit und Arbeit; wacht gegen 3.00 Uhr mit elendem Gefühl auf und kann erst gegen 6.00 Uhr wieder einschlafen.

Modalitäten

V morgens, Benommenheit nach dem Essen, 4.00/16.00 Uhr, Zugluft

B Ruhe, ungestörter Schlaf

Potenzwahl C 6, C 30

Opium • Op (Schlafmohn)

Erscheinungsbild Gemütsruhe prägen die Person ebenso wie lebhafte Einbildungen durch Endorphinereignisse wie Alkohol, Drogen, Hitze, Sonne, seelischer Schock und Todesängste, was zu krankhafter Erstarrung und Lähmung geführt hat; Schlaflosigkeit und enorme Geräuschempfindlichkeit, Muskelzuckungen, Phantasien und Sinnestäuschungen.

Leitsymptome Folge von übermäßigem Schreck, Drogenkonsum, Schlafmangel; enorme Schläfrigkeit und kann doch nicht einschlafen wegen überscharfem Gehör; Träume von Katzen und Hunden; erotische Träume; Schluckauf und heftige Kindsbewegungen; wirkt aber doch wie gefühllos.

Modalitäten

V Wärme, durch Stimulanzien

B Aufdecken, Frischluft

Potenzwahl C 30, C 200

Pulsatilla • Puls (Küchenschelle)

Erscheinungsbild Die blonde, blühende Schwangere, wechselhaft wie das Aprilwetter.

Leitsymptome Kann nicht einschlafen – hellwach, unangenehme Träume in der ersten Nachthälfte; liegt auf dem Rücken mit den Händen über dem Kopf; will nicht allein sein; braucht frische Luft; schläft auf dem Rücken; Stimmungsschwankungen wie das Aprilwetter.

Modalitäten
V allein, 20.00 – 21.00 Uhr
B Trost, offenes Fenster
Potenzwahl C 30, C 200

Valeriana • Valer (Baldrian)
Bewährt aus der Phyto-Homöopathie.
Leitsymptome Überempfindlich nachts, nervös, hysterisch; mit Blähungen; beim Einschlafen Atemnot; Erwachen mit Juckreiz.
Modalitäten
V vor Mitternacht
B Bewegung
Potenzwahl C 6

Senkungsbeschwerden – Senkwehen

Senkungsbeschwerden sind ebenso physiologisch wie Senkwehen vier Wochen vor Ende der Schwangerschaft. Werden diese jedoch zu stark und regelmäßig, können daraus Geburtswehen entstehen. Dann verhilft die Homöopathie wieder zu Normalität.

Häufige Arzneien: **Caulophyllum, Nux vomica, Sepia**

Repertorisationsrubriken
Graf (T. 8): Schwangerschaft, Bauch empfindlich, Bauchschmerzen – S. 63
Murphy: Schwangerschaft, Herabdrängender Schmerz – S. 1894
Schwangerschaft, Uterus, herabdrängendes Gefühl – S. 1900

Caulophyllum • Caul (Frauenwurzel)

Leitsymptome »Falsche« Wehen im Zeitpunkt und im Empfinden.

Modalitäten

V im Freien, durch Kaffee

B Wärme

Potenzwahl C 30

Cave: potenzabhängige Gabe; keine Tiefpotenz, da wehenfördernd!

Nux vomica • Nux-v (Brechnuss)

Erscheinungsbild Überreaktion selbst auf kleinen Anlass, neigt zum »Aus-der-Haut-Fahren« und benutzt dabei eher ordinären Wortschatz.

Leitsymptome Folge von Stress; wacht gegen 3.00 Uhr auf mit Beschwerden; Senkwehen mit Druck auf den Darm; vermeintlicher Pressdrang bei nicht geburtsbereitem Befund.

Modalitäten

V 4.00 Uhr morgens, nach dem Essen

B Ruhe, ungestörter Schlaf

Potenzwahl C 6, C 30

Sepia • Sep (Tintenfischtinte)

Erscheinungsbild Intellektuelle, sensible Frau (brünett), die ihren Mann steht.

Leitsymptome Senkungsgefühl, wie Ballon im Bauch; spürt ein Stechen in der Vagina; neigt zu vorzeitigen Wehen im fünften bis siebten Monat; relativ geringe Gewichtszunahme. Liebt Musik und Tanz; sitzt mit überkreuzten Beinen.

Modalitäten

V morgens, abends, durch Kälte

B Wärme, heißes Bad, Saures, Bewegung, Musik

Potenzwahl C 30, C 200

Sodbrennen

Diese lästige, aber nicht pathologische Erscheinung kann sich unter Gabe einer homöopathischen Arznei zusehends bessern.

> Wiederkehrende Arzneien **(häufige): Capsicum**, Mercurius solubilis, **Natrium phosphoricum**, Pulsatilla, **Zincum metallicum**

Repertorisationsrubriken

Graf (T. 8):	Schwangerschaft, Sodbrennen – S. 72
Murphy:	Schwangerschaft, Sodbrennen – S. 1899
	Magen, Sodbrennen, Schwangerschaft – S. 1523

Capsicum • Caps (Spanischer Pfeffer)
Erscheinungsbild   Unbeholfene und launisch wirkende Frau, Lachen und Weinen wechseln schnell.
Leitsymptome   Häufiges Aufstoßen; schlechter Mundgeruch; Brennen an der Zungenspitze und im Magen; muss immer an früher denken.
Modalitäten
V Kälte, nach den Mahlzeiten
B während Essen
Potenzwahl   C 6

Mercurius solubilis • Merc (Quecksilber)
Erscheinungsbild   Frau wirkt krank und geschwächt.
Leitsymptome   Dicker, gelber Zungenbelag, Zahnfleischbluten; Sodbrennen mit üblem, metallischem Mundgeschmack; Durst auf kalte Getränke; Schweißausbrüche nachts.
Modalitäten
V nachts
B nichts bekannt
Potenzwahl   C 30

Natrium phosphoricum • Nat-p (Natiumphosphat)

Erscheinungsbild Leicht zu erschreckende, übersäuerte Frau.

Leitsymptome Gelber Zungenbelag; saures Aufstoßen nach dem Essen, oft mit Erbrechen; Blähungen; oftmals zu hoher Zuckerkonsum.

Modalitäten

V Zucker, Milch, bittere, fettige Speisen, Säuren, Zitrusfrüchte

B Kälte

Potenzwahl C 6

Pulsatilla • Puls (Küchenschelle)

Erscheinungsbild Aufblühende Schwangere (blond), wechselhaft, weinerlich, trostbedürftig

Leitsymptome Sodbrennen nach süßem, schweren Essen und nach Teigwaren; Aufstoßen mit lange anhaltendem Nachgeschmack.

Modalitäten

V morgens, abends, bei warmen Speisen

B braucht Frischluft, kalte Speisen und Getränke, Trost

Potenzwahl C 30

Zincum metallicum • Zinc (Zink)

Erscheinungsbild Frau wirkt nervös und unruhig.

Leitsymptome Kann nicht stillstehen, Beine müssen in Bewegung sein; heftiges Sodbrennen nach süßen Speisen; saures Aufstoßen nach Milch; Globus hystericus; Abneigung gegen Fleisch, Fisch, Süßes; neigt zu Vulvavarizen.

Modalitäten

V abends

B beim Essen

Potenzwahl C 6

Steißlage

Viele Kinder liegen in unterschiedlichster Position im Mutterleib. Im letzten Schwangerschaftsmonat allerdings macht eine »falsche« Lage Mutter und Fachleuten Sorgen, und immer weniger Kinder erhalten die Chance, spontan geboren zu werden. Somit schwindet auch in den Kliniken die Erfahrung und Fähigkeit, eine Steißgeburt zu leiten. Mit der Homöopathie als Einmalgabe haben Mutter und Kind noch eine letzte Chance auf eine Wendung der Lage.

Wiederkehrende Arzneien **(häufige):** Aconitum, **Pulsatilla,** Tuberkulinum

Repertorisationsrubriken

Graf (T. 8):   Schwangerschaft, Foetus, abnorme Lage – S. 65
Murphy: Schwangerschaft, Feten – S. 1893
                 Schwangerschaft, Fetus, Fehllage – S. 1893

Aconitum • Acon (Blauer Eisenhut)
Erscheinungsbild Das erste Mittel bei akuten Geschehen um Mitternacht!
Leitsymptome Folge von plötzlichen mitternächtlichen Angst- und Panikattacken mit Herzenge; Angst, das Kind lebt nicht mehr; Folge von kaltem Wind.
Modalitäten
V Mitternacht
B im Freien, Ruhe
Potenzwahl C 200

Pulsatilla • Puls (Küchenschelle)
Erscheinungsbild Aufblühende Schwangere (blond), wechselhaft und weinerlich; will hören, dass alles schon noch von alleine wieder werden wird.
Leitsymptome Wechselhaftigkeit in ihren Äußerungen, will

zur manuellen Wendung gehen, tut es aber doch nicht; Kind hat ausreichend Platz und Bewegungsmöglichkeit.

Modalitäten
V in geschlossenen Räumen, morgens und abends
B frische Luft, Trost
Potenzwahl C 200

Tuberkulinum • Tub-k (Tuberkulinum Koch)
Erscheinungsbild Lebensaktive, künstlerisch veranlagte Frau, die schon viel von der Welt gesehen hat, zufällig sich derzeit in dieser Gegend befindet und hier gebären soll.
Leitsymptome Das zuerst ungewollte, aber jetzt ersehnte Kind stellt sich auf den Kopf; Idee: »das Kind hat seinen eigenen Kopf«; innere Unruhe.
Modalitäten
V feuchte Seeluft, Eingesperrtsein
B Höhenluft, sonniges klares Wetter, Reisen
Potenzwahl C 200

Übelkeit – Erbrechen

Übelkeit zu Beginn einer Schwangerschaft ist grundsätzlich ein normaler Zustand. Jedoch gilt es frühzeitig Weichen zu stellen, damit sich nicht eine Hyperemesis entwickelt. Sollte dies schon eingetreten sein, bietet die Homöopathie eine Vielzahl an Arzneimitteln. Wie immer gilt es, den Leidensdruck der Frau in den Mittelpunkt der Behandlung zu stellen.

Wiederkehrende Arzneien **(häufige): Aletris, Arsenicum album, Asarum, Cocculus,** Colchicum, **Ipecacuanha,** Kreosotum, **Lacticum acidum,** Magnesium carbonicum, **Nux vomica, Phosphor,** Pulsatilla, Sepia, **Tabacum, Thyreoidinum**

Repertorisationsrubriken

Graf (T. 8):   Schwangerschaft, Erbrechen – S. 65
                Schwangerschaft, Übelkeit – S. 73
Murphy: Schwangerschaft, Erbrechen – S. 1893
                Schwangerschaft, Morgenübelkeit – S. 1897
                Schwangerschaft, Übelkeit – S. 1899
                Magen – S. 1471–1545
                Magen, Erbrechen, Schwangerschaft – S. 1496
                Magen, Übelkeit, Schwangerschaft – S. 1533

Aletris • Alet (Runzelwurzel)

Erscheinungsbild   Müde und geschwächte Frau, die gereizt und unzufrieden wirkt.
Leitsymptome   Übelkeit mit Schweregefühl im Unterleib; ausgeprägtes Verlangen nach Kaffee; Ekel vor fetten Speisen.
Modalitäten
V Gehen
B Essen, Kaffee
Potenzwahl   C 6

Arsenicum album • Ars (Weißes Arsenoxid)

Erscheinungsbild   Eine verunsicherte und ängstliche Frau, besorgt um ihr Kind.
Leitsymptome   Extrem geruchsempfindlich; Kreislaufschwäche, anämisch; Schwäche; Angst, wenn allein; fühlt sich sterbenselend; Verlangen nach Fett.
Modalitäten
V Mitternacht
B Trinken in kleinen Schlucken, heiße Getränke oder Speisen; Kopf hochliegend
Potenzwahl   C 6, C 30

Asarum • Asar (Haselwurz)

Erscheinungsbild   Eine ernste, introvertierte, kühle, überempfindliche und nervöse Frau mit zappeligen Fingern.
Leitsymptome   Übelkeit mit Speichelfluss und sauberer

Zunge; heftiges Brechwürgen mit Todesängsten, fühlt sich sterbenselend; Schluckauf; sehr geräusch- und geruchsempfindlich; geistiges Arbeiten verschlimmert ihren Zustand.

Modalitäten

V   trockene Kälte, klares schönes Wetter, Gemütserregung, nachmittags und abends, nach dem Essen

B   lokale Kälte, Spaziergang an frischer Luft, Liegen, Ruhe

Potenzwahl   C 6, C 30

Cocculus • Cocc (Kockelskörner)

Erscheinungsbild   Frau wirkt wie verlangsamt und ist sehr besorgt um ihr Kind, kann Widerspruch nicht ertragen.

Leitsymptome   Beschwerden durch Schlafmangel bei Nachtwachen; fühlt sich seekrank; metallischer Mundgeruch; Abneigung gegen Essen, Geruch von Speisen erregt Ekel; Verlangen nach kalten Getränken (Bier); Schluckauf.

Modalitäten

V   im Auto, nachmittags, bei Speisengeruch

B   ruhig Sitzen

Potenzwahl   C 6

Colchicum • Colch (Herbstzeitlose)

Erscheinungsbild   Eine überempfindliche und unnahbare Frau, die sensibel auf Wetterwechsel reagiert.

Leitsymptome   Erschöpfte Frau mit Überreaktion auf Speisengeruch (Ekelwürgen – Ohnmacht); Verlangen nach Kaffee; Abneigung gegen Fleisch, Fisch, Ei; Diabetes; Gelenkschmerzen.

Modalitäten

V   geringste Bewegung, am Abend

B   Wärme, Ruhe, Liegen, Zusammenkrümmen

Potenzwahl   C 6, C 30

Ipecacuanha • Ip (Brechwurzel)

Das bewährte homöopathische Erstmittel bei Emesis!

Erscheinungsbild   Eine übelgelaunte, blasse Frau mit dunklen Augenringen.

Leitsymptome Saubere rote Zungenspitze, ständige Übelkeit, reichliches Erbrechen von Schleim und Galle; kneifender Schmerz um den Nabel; kaum Durst; die Übelkeit scheint sich durch nichts wirklich zu bessern.
Modalitäten
V Liegen
B Ruhe, Augen schließen, offenes Fenster
Potenzwahl C6

Kreosotum • Kreos (Buchenholzteerdestillat)
Erscheinungsbild Gereizte, beinahe sture Frau, klagt, ihr Leben sei ein einziges Leiden.
Leitsymptome Hyperemesis, Würgen am frühen Morgen mit Erbrechen von süßlichem Wasser; das Erbrochene ätzt, wunder Mund mit starkem Speichelfluss; andauernder Brechreiz; geruchsempfindlich.
Modalitäten
V früh morgens, Kälte in jeder Form, von 18.00–6.00Uhr
B Wärme, heiße Getränke und Speisen
Potenzwahl C30, C200

Lacticum acidum • Lac-ac (Milchsäure)
Erscheinungsbild Blasse, anämische Frau, die einen eher kindlichen und trägen Eindruck macht.
Leitsymptome Folge von Übersäuerung; trockene Zunge, reichlich Durst, reichlich Speichel; brennendes, scharfes, heißes Aufstoßen oder Gefühl vom Magen hochkommend; Diabetes; auffallender Harndrang tagsüber und nachts.
Modalitäten
V morgens, durch Rauchen
B Essen
Potenzwahl C6

Magnesium carbonicum • Mag-c (Magnesiumcarbonat)
Erscheinungsbild Frau weint viel – es scheint ihr das Glücksgefühl zu fehlen.

Leitsymptome Übelkeit mit Magenkrämpfen und Schweiß-
ausbrüchen; saures Erbrechen; Abneigung gegen Gemüse;
Aufstoßen schmeckt wie faule Eier.
Modalitäten
V morgens 3.00–5.00 Uhr, Berührung
B im Freien, Bewegung, abends
Potenzwahl C 6

Nux vomica • Nux-v (Brechnuss)

Erscheinungsbild Überreaktion selbst auf kleinen Anlass,
neigt zum »Aus-der-Haut-Fahren« und benutzt dabei eher
ordinären Wortschatz.
Leitsymptome Folge von schlechter, einseitiger Ernährung,
Stress; Brechwürgen; Verstopfung; Genuss von vielen Reizmit-
teln wie Kaffee, Nikotin, Alkohol vor der Schwangerschaft.
Modalitäten
V morgens, nach dem Essen, 4.00/16.00 Uhr, Zugluft
B Ruhe, ungestörter Schlaf
Potenzwahl 3 x täglich C 6

Phosphor • Phos (gelber Phosphor)

Erscheinungsbild Schlanke, freundliche, gut aussehende,
lebenslustige Frau, trägt leuchtende Farben.
Leitsymptome Übelkeit und Erbrechen durch Halten der
Hände in warmes Wasser; sehr durstig; zittrige Schwäche;
Verlangen nach Salz, Coca-Cola, Süßem, Eis und Fisch; muss
öfters etwas Kleines essen; Diabetesverdacht.
Modalitäten
B kalte Getränke, volles Zimmer
V Alleinsein, Ruhe, Schlaf, offenes Fenster
Potenzwahl C 30, C 200

Pulsatilla • Puls (Küchenschelle)

Erscheinungsbild Aufblühende Schwangere (blond), wechselhaft und weinerlich, trostbedürftig.

Leitsymptome   Bitterer Geschmack im Mund; Blähungen; durstlos; Abneigung gegen Fett und Schweinefleisch.
Modalitäten
V morgens, abends, warme Speisen
B Frischluft, kalte Speisen und Getränke
Potenzwahl   C 30, C 200

Sepia • Sep (Tintenfischtinte)
Erscheinungsbild   Intellektuelle, sensible Frau (brünett), die ihren Mann steht.
Leitsymptome   Senkungsgefühl; Nierenthemen in der Anamnese; Beziehungskrise; neigt zur Ohnmacht; Übelkeit mit Ekel beim Anblick von Speisen, kann Küchengerüche nicht vertragen; Speisen schmecken salzig; lehnt Milch ab; kann Körpergeruch des Mannes nicht ertragen.
Modalitäten
V morgens, durch Kälte
B Wärme, heißes Bad, Saures, Bewegung, Musik
Potenzwahl   C 30, C 200

Tabacum • Tab (Tabak)
Erscheinungsbild   Blasse, kreislauflabile Frau, wirkt »grün im Gesicht«.
Leitsymptome   Sterbenselend, wie seekrank, blass und kreislauflabil; Gefühl wie beim Rauchen der ersten Zigarette (Entzugssymptome?); muss immer wieder die Augen schließen.
Modalitäten
V jede Art von Bewegung, auch passives Autofahren
B absolute Ruhe, Bauch frei
Potenzwahl   C 6, C 30

Thyreoidinum • Thyr (Schilddrüsenextrakt)
Bewährte Arznei bei Emesis.
Erscheinungsbild   Nervöse unruhige Frau mit Neigung zur Hyperthyreose.
Leitsymptome   Blähungen; Übelkeit verschlimmert sich beim Autofahren; Durst auf kaltes Wasser, Appetit gut, aber

empfindlich auf Essen, Verlangen nach Süßigkeiten, Abnei-
gung gegen Fettes; Mund trocken, metallischer Geschmack,
Zunge gräulich belegt, rote Ränder und Spitze.
Modalitäten
V   geringster Widerspruch
B   abends, kühle Luft, Liegen in angelehnter Position
Potenzwahl   C 6, C 30

Vaginalerkrankungen

Meist haben die Frauen schon lokale Behandlungstherapien
hinter sich oder sind gerade in Behandlung und wünschen
einen homöopathischen Rat, der bei chronischen Beschwerden meist eine erfahrene miasmatische Behandlung mit den
Arzneien Luesinum oder Medorrhinum erfordert. Aber auch
bei akut auftretenden Erscheinungen bietet die Homöopathie
eine große Auswahl an Hilfe. Der Hinweis auf eine vernünftige,
reizfreie Hygiene und das Tragen von Seidenunterwäsche unterstützt den Heilungsverlauf.

Wiederkehrende Arzneien **(häufige): Caladium, Kreosotum,** Pulsatilla, **Sepia, Staphisagria,** Thuja occidentalis

Repertorisationsrubriken
Graf (T. 8):   Schwangerschaft, Fluor – S. 65
Murphy: Schwangerschaft, Jucken, Genitalien – S. 1895
                 Schwangerschaft, Vagina – S. 1900
                 Weibliche Genitalien, Jucken, Schwangerschaft –
                 S. 2093
                 Weibliche Genitalien, Jucken, Vagina, Leukor-
                 rhoe – S. 2093
                 Weibliche Genitalien, Leukorrhoe, Schwanger-
                 schaft – S. 2103
                 Weibliche Genitalien, Vaginitis, Schwanger-
                 schaft – S. 2141

Caladium • Calad (Schweigrohr)
Bewährte Arznei.

Erscheinungsbild   Nervöse unruhige Frau, die sich Sorgen macht um ihre Gesundheit; evtl. Raucherin.

Leitsymptome   Heftiger bis wollüstiger Juckreiz, fährt aus dem Schlaf hoch; Abneigung gegen kaltes Wasser, aber der Juckreiz bessert sich in kaltem Wasser.

Modalitäten
V   Kratzen, Rauchen, beim Einschlafen
B   Schlaf am Tag, Baden mit kaltem Wasser
Potenzwahl   C 6, D 12, C 30

Kreosotum • Kreos (Buchenholzteerdestillat)
Erscheinungsbild   Gereizte, beinahe sture Frau, klagt, ihr Leben sei ein einziges Leiden.

Leitsymptome   Übelriechende, scharfe Leukorrhoe, färbt die Wäsche gelb; Ausfluss gussweise wie blutiges Wasser; extremer Juckreiz: »Ich könnte mich zu Tode kratzen« mit Wundsein; Brennen und Schwellen der Labien.

Modalitäten
V   Liegen
B   Aufstehen und Bewegen
Potenzwahl   C 30, C 200

Pulsatilla • Puls (Küchenschelle)
Erscheinungsbild   Aufblühende Schwangere (blond), wechselhaft und weinerlich.

Leitsymptome   Folge von Erregung, Eifersucht, Kränkung, Kummer. Milchiger, dicker, reichlicher Fluor.

Modalitäten
V   morgens und abends, Wärme, Hitze
B   frische Luft, Kühle, Trost
Potenzwahl   C 6, C 30

Sepia • Sep (Tintenfischtinte)
Erscheinungsbild   Intellektuelle, sensible Frau (brünett), die ihren Mann steht.

Leitsymptome Senkungsgefühl; Beziehungskrise; Abneigung gegen Geschlechtsverkehr; chronische Scheideninfektionen; gelb-grünlicher Ausfluss mit Juckreiz.
Modalitäten
V morgens, abends, durch Kälte
B heißes Bad, Saures, Bewegung, Musik
Potenzwahl C 30, C 200

Staphisagria • Staph (Stephanskraut)

Sollte nicht unbedacht gegeben werden, da das Mittel gerne zur Erstverschlimmerung führt.
Erscheinungsbild Schüchterne, sensibel wirkende Frau, die empfindlich auf Kritik reagiert.
Leitsymptome Frau braucht Gespräch und Verständnis; sie erzählt nicht freiwillig von ihren Erlebnissen; Folge von Eifersuchtsdramen, Vergewaltigung, Missbrauch, schrecklichem vorausgegangenen Geburtserlebnis; Mykose im Bereich der alten Narbe; Jucken und empfindliche Vulva, Juckreiz wechselt den Ort; starkes sexuelles Verlangen; Juckreiz der Haut mit kleinen, roten, trockenen Stippen, die ständig den Ort wechseln und von einer Narbe (Epi-, Sectionarbe) ausgehen. Empfindliche, schmerzhafte Zähne.
Modalitäten
V Sitzen, Ärger, Kummer, Empörung, sexuelle Exzesse
B kurzer Mittagsschlaf, Wärme
Potenzwahl C 6, C 30

Thuja occidentalis • Thuj (Lebensbaum)

Erscheinungsbild Reizbare, unzufriedene pessimistische Frau mit hängenden Mundwinkeln.
Leitsymptome Fremdeiweißbelastung; Haut, Haare, Hautjucken gehören zur Anamnese; ausgeprägte Striae und lebhafte Kindsbewegungen; überempfindliche Vagina; Kondylome, Herpes genitalis; gelb-grüner, wundmachender, übel riechender Ausfluss.

Modalitäten
V links, Trost, feuchte Kälte und Räume, zunehmender Mond;
   3.00/15.00 Uhr
B Wärme, Sonne, frische Luft
Potenzwahl C 6, C 30

Venenprobleme – Varizen

Weder Stützstrumpfhosen noch gymnastische Übungen oder die Homöopathie können Krampfadern wegzaubern. Aber Erleichterung erfahren die Frauen sicherlich mit einer Kombination aller Dinge, und diese helfen wiederum, Schlimmeres zu vermeiden.

Wiederkehrende Arzneien (**häufige**): **Arnica montana**, Carbo vegetabilis, **Hamamelis**, Lachesis muta, **Lycopodium**, Sanguinaria, **Sepia, Zincum metallicum**

Repertorisationsrubriken
Graf (T. 8):   Schwangerschaft, Krampfadern – S. 69
                    Vagina/Vulva, Vulvavarizen – S. 73
Murphy: Schwangerschaft, Varizen – S. 1990
                    Klinisches, Venen, Entzündung – S. 1242
                    Venen, Varizen, Schwangerschaft – S. 1244
                    Beine, Varizen, Schwangerschaft – S. 327
                    Weibliche Genitalien, Varizen – S. 2141

Arnica montana • Arn (Bergwohlverleih)
Bewährt als ergänzende Arznei im Sinne eines Konstitutionsmittels.
Erscheinungsbild Folge von körperlicher Überanstrengung, insbesondere für körperlich arbeitende Frauen wie Bäuerinnen; Mehrgebärende.
Leitsymptome Neigung zu Hämatomen, Hämorrhoiden; Quetschungsgefühl; Schlaf nicht erholsam.

Modalitäten
V morgens, nach Bettruhe, Bewegung
B Liegen
Potenzwahl C 6, C 30
Cave: Arnica montana nie in einer niedrigeren Potenz als D 6, da Gefahr von Mikroeinblutungen!

Carbo vegetabilis • Carb-v (Holzkohle)
Erscheinungsbild Müde, träge und ausgezehrte Frau mit allgemeiner Schwäche.
Leitsymptome Varizen im Scham- und Vulvabereich, Brennen; übel riechende Blähungen und Hämorrhoiden.
Modalitäten
V reichhaltiges Essen, Wein, Wärme
B Beine hochlagern, Kühle
Potenzwahl C 6, C 30

Hamamelis • Ham (Zaubernuss)
Bewährte homöopathische Arznei.
Leitsymptome Bläuliche, leicht entzündliche Varizen, auch Vulvavarizen; Zahnfleisch- und Nasenbluten; Hämorrhoiden.
Modalitäten
V warme, feuchte Luft
B nichts bekannt
Potenzwahl C 6

Lachesis muta • Lach (Buschmeisterschlange)
Erscheinungsbild Temperamentvolle, schnell errötende, emotionale Frau; eher ältere Frauen.
Leitsymptome Hypertonie; purpurne, bläuliche Varizen mit einblutenden Stellen; neigt zu Kopfschmerzen und Haarausfall.
Modalitäten
V nach dem Schlaf, links, Einschnürung
B Wärme
Potenzwahl C 6, C 30

Lycopodium • Lyc (Bärlapp)

Erscheinungsbild   Eher alt aussehende, früh ergraute Frau, die weiß, was sie will und worauf sie Anspruch hat.

Leitsymptome   Blähungsneigung und Hämorrhoiden; Neigung zur Venenentzündung, zunächst war das rechte, dann das linke Bein betroffen; neigt zu rissigen Händen und Fußsohlen (Ferse); Leberflecken.

Modalitäten

V   16.00 – 20.00 Uhr

B   Bewegung, kühle Anwendungen

Potenzwahl   C 6, C 30

Sanguinaria • Sang (Kanadische Blutwurzel)

Erscheinungsbild   Hitzige Frau mit Bluthochdruck.

Leitsymptome   Brennen von Handflächen und Fußsohlen; rote fleckige Varizen; nachts Schulterschmerzen.

Modalitäten

V   rechts, Bewegung, Berührung

B   Schlaf

Potenzwahl   C 6

Sepia • Sep (Tintenfischtinte)

Erscheinungsbild   Intellektuelle, sensible Frau (brünett), die ihren Mann steht.

Leitsymptome   Senkungsgefühl; Vulvavarizen; fragt, ob Geschlechtsverkehr erlaubt ist, in der Hoffung ein »Nein« zu hören; schlechte Blutzirkulation in den Beinen.

Modalitäten

V   morgens, abends, durch Kälte, links

B   Wärme, heißes Bad, Saures, Bewegung, Musik

Potenzwahl   C 30, C 200

Zincum metallicum • Zinc (Zink)

Erscheinungsbild   Frau wirkt nervös und unruhig, kann nicht Stillstehen.

Leitsymptome   Beine müssen in Bewegung sein; Ameisen-

laufen; dicke, große Krampfadern; empfindliche Fußsohlen. Abneigung gegen Fleisch, Fisch, Süßes; Hypertonie.
Modalitäten
V abends, Weißwein
B Sitzen, Stehen
Potenzwahl C 6

Verdauungsprobleme: Diarrhoe

Jede Art von Verdauungsproblemen muss unbedingt ernst genommen werden, da eine übermäßige Darmperistaltik zu vorzeitigen Wehen führen kann. Es bedarf deshalb einer klinischen Abklärung. Das Simile bringt oft schnell die notwendige Veränderung.

Wiederkehrende Arzneien **(häufige): Arsenicum album**, China, Colocynthis, **Nux vomica**, Phosphor, Phosphoricum acidum, **Pulsatilla**, Sulfur

Repertorisationsrubriken
Graf (T. 8): Schwangerschaft, Diarrhoe – S. 64
Murphy: Schwangerschaft, Diarrhoe – S. 1890
              Rektum, Diarrhoe – S. 1745
              Rektum, Diarrhoe, Schwangerschaft – S. 1749

Arsenicum album • Ars (Weißes Arsenoxid)
Erscheinungsbild Eine verunsicherte und ängstliche Frau, besorgt um ihr Kind.
Leitsymptome Kreislaufschwäche; Angst, wenn allein; Verdacht auf Lebensmittelvergiftung; Verlangen nach Fett.
Modalitäten
V Mitternacht, fühlt sich sterbenselend
B kleine Schlucke, heiße Getränke oder Speisen, Kopf hochliegend
Potenzwahl C 30, C 200

China • Chin (Chinarinde)

Erscheinungsbild Eine eher introvertierte, nörgelnde, tagsüber müde Frau, die Anteilnahme braucht.

Leitsymptome Folge von Flüssigkeitsverlust beim Ausklingen der Diarrhoe; Frieren und Schwitzen nachts, Heißhunger nachts, tags appetitlos; Verlangen nach süßen, sauren, und würzigen Speisen.

Modalitäten

V Zugluft, Nebel;

B Wärme, Sichkrümmen, starker Druck

Potenzwahl C 30

Colocynthis • Coloc (Koloquinte)

Erscheinungsbild Lebensaktive, schnell beleidigte Frau, die Beschwerden entwickelt nach Zorn und stillem Kummer.

Leitsymptome Folge von Wut und Zorn; kolikartige Bauchschmerzen; geleeartige, saure, wässrige, leicht blutige Stühle.

Modalitäten

V morgens, geringste Nahrungsaufnahme (verträgt nur Kaffee und Rauchen), 21.00 Uhr

B lokale heiße Auflagen, Druck, Zusammenkrümmen

Potenzwahl C 30

Cave: potenzabhängige Arznei – tiefe Potenz wirkt abführend!

Nux vomica • Nux-v (Brechnuss)

Erscheinungsbild Überreaktion selbst auf kleinen Anlass, neigt zum »Aus-der-Haut-Fahren« und benutzt dabei eher ordinären Wortschatz.

Leitsymptome Folge von falscher Ernährung, Stress; wirkt gereizt, nervös; häufige Entleerung von kleinen Mengen; stechende Schmerzen im Rektum; Wechsel von Obstipation und Diarrhoe nach Missbrauch von Abführmitteln.

Modalitäten

V Zugluft, frühmorgens

B Ruhe, ungestörter kurzer Schlaf, Wärmeanwendung

Potenzwahl C 6, C 30

Phosphor • Phos (Gelber Phosphor)

Erscheinungsbild   Schlanke, freundliche, gutaussehende, lebenslustige Frau, trägt leuchtende Farben.

Leitsymptome   Durstig; zittrige Schwäche; spritzig und wässriger erschöpfender Durchfall, auch leicht blutig; schmerzhaftes Reißen im Anus, das sich durch das Auflegen von warmen Lappen bessert.

Modalitäten

V   allein; Verlangen nach Salz, Fisch, Schokolade, Liegen links

B   kalte Getränke, Coca-Cola

Potenzwahl   C 30

Phosphoricum acidum • Ph-ac (Phosphorsäure)

Erscheinungsbild   Chronisch erschöpfte, dauermüde, hagere Frau mit dunklen Augenringen.

Leitsymptome   Akuter Zustand, reichlich wässrige Durchfälle mit Blähungen; Durst auf kalte Milch; Folge von Kummer, geistiger Überarbeitung und Säfteverlust.

Modalitäten

V   Anstrengung

B   Wärme, kurzer Schlaf

Potenzwahl   D 6, C 6

Pulsatilla • Puls (Küchenschelle)

Erscheinungsbild   Aufblühende Schwangere (blond), wechselhaft und weinerlich.

Leitsymptome   Folge von reichhaltig fetten Speisen; schleimig und wechselhaft in der Konsistenz; Durchfall wechselt mit Verstopfung; Engegefühl im Bauch und Magenschmerzen nach dem Essen – muss die Kleidung lockern.

Modalitäten

V   in geschlossenen Räumen, morgens und abends

B   frische Luft, Trost

Potenzwahl   C 30, C 200

Sulfur • Sulf (Schwefel)
Erscheinungsbild   Kontaktfreudige, lebenslustige, ideenreiche, hitzige Chaotin und Langschläferin.
Leitsymptome   Folge von Antibiotikagabe; Verlangen nach Süßem und reichlich Wasser; morgendlicher übel riechender Durchfall treibt sie aus dem Bett. Geröteter, wunder Anus.
Modalitäten
V 11.00 Uhr
B Bewegen, Schwitzen
Potenzwahl   C 6, C 30
Hinweis: Sulfurgaben können andere, unterdrückte Krankheiten ausbrechen lassen.

Verdauungsprobleme: Obstipation

Ein leider häufiges Beschwerdebild, das ernst genommen werden muss, da es ebenfalls zu vorzeitiger Wehentätigkeit führen kann. Hier ist die Homöopathie eine gute Hilfe, zumal Abführmittel in der Schwangerschaft nicht ratsam sind.

Wiederkehrende Arzneien **(häufige):** Aletris, **Alumina**, **Calcium carbonicum**, Collinsonia, Colocynthis, **Dolichos pruriens**, **Lycopodium**, **Nux vomica**, Opium, **Platinum**, Plumbum metallicum, **Sepia**

Repertorisationsrubriken
Graf (T. 8):   Schwangerschaft, Verstopfung – S. 73
Murphy: Schwangerschaft, Obstipation – S. 1897
                       Rektum, Obstipation – S. 1759
                       Rektum, Obstipation, Schwangerschaft –
                       S. 1761

Aletris • Alet (Runzelwurzel)

Erscheinungsbild Müde und geschwächte Frau, die gereizt und unzufrieden wirkt.

Leitsymptome Übelkeit mit Schweregefühl im Unterleib; lästige Verstopfung, Darm wie gelähmt; Stuhl groß und hart.

Modalitäten

V Gehen

B Kaffee, durch Strecken nach hinten, Blähungsabgang

Potenzwahl C 6

Alumina • Alum (Aluminiumoxid)

DAS Obstipationsmittel!

Erscheinungsbild Frau wirkt verlangsamt, müde und matt.

Leitsymptome Folge von künstlicher Ernährung; Obstipation auch schon vor der Schwangerschaft, hartnäckig; trockener, harter Stuhl; kein Drang; auch weicher Stuhl kann nicht entleert werden, muss kräftig pressen.

Modalitäten

V morgens, Kartoffel, stärkehaltige Nahrungsmittel

B abends, jeden zweiten Tag

Potenzwahl C 6, D 12, C 30

Calcium carbonicum • Calc (Austernschalenkalk)

Erscheinungsbild Gutmütige, glückliche Schwangere (»Muttertyp«) mit weichem Gewebe, schnell erschöpft.

Leitsymptome Neigt zu Adipositas und Phlegma; schwitzt bei geringster Anstrengung; Verstopfung mit Neigung zu Hypotonie; wohlig verstopft, leidet nicht darunter; Stühle riechen säuerlich; Verlangen nach Eiern, Fett und kalten Getränken.

Modalitäten

V Nässe, Kälte, Wetterwechsel

B Wärme in jeder Form

Potenzwahl C 30

Collinsonia • Coll (Steinwurzel)
Bewährte homöopathische Arznei.
Leitsymptome Hartnäckige Verstopfung mit Hämorrhoiden;
Gefühl wie scharfe Holzstücke im Rektum; Jucken am Anus.
Modalitäten
V Aufregung, nachts
B Hitze, morgens
Potenzwahl C6

Colocynthis • Coloc (Koloquinte)
Erscheinungsbild Lebensaktive, schnell beleidigte Frau, die
Beschwerden entwickelt nach Zorn und stillem Kummer.
Leitsymptome Folge von Wut und Zorn; kolikartige Bauch-
schmerzen; harter Stuhl, als wenn Steine abgehen; erfolgloser
Stuhldrang gefolgt von plötzlichem Stuhlgang mit brennen-
dem Schmerz im After; geleeartige Stühle.
Modalitäten
V geringste Nahrungsaufnahme (verträgt nur Kaffee und
   Rauchen), 21.00 Uhr
B lokale heiße Auflagen, Druck, Zusammenkrümmen
Potenzwahl C3, C6
Cave: potenzabhängige Arznei – tiefe Potenz wirkt abführend!

Dolichos pruriens • Dol (Juckbohne)
Erscheinungsbild nichts bekannt
Leitsymptome Verstopfung mit intensivem Juckreiz und
Blähbauch; weiße Stühle.
Modalitäten
V nachts
B nichts bekannt
Potenzwahl C6, D12, C30

Lycopodium • Lyc (Bärlapp)
Erscheinungsbild Eher alt aussehende, früh ergraute Frau mit
Leberflecken, die weiß, was sie will und worauf sie Anspruch hat.
Leitsymptome Mit Blähungen und Hämorrhoiden; erfolg-
loser Stuhldrang mit Krämpfen in Rektum und unterem Rücken;

Gefühl als wenn nach Stuhlgang reichlich Kot zurückbleibt; Obstipation auf Reisen, wechselt mit Diarrhoe; Verlangen nach häufigen kleinen Mahlzeiten, ist nach wenigen Bissen satt.
Modalitäten
V Wärme, 16.00–20.00 Uhr
B Bewegung, heißes Bad
Potenzwahl   C6, C30

Nux vomica • Nux-v (Brechnuss)

Erscheinungsbild   Überreaktion selbst auf kleinen Anlass, neigt zum »Aus-der-Haut-Fahren« und benutzt dabei eher ordinären Wortschatz.
Leitsymptome   Folge von falscher Ernährung, Stress; wirkt gereizt, nervös; Zustand nach zu viel Reizmitteln: Kaffee, Alkohol, Zigarettenkonsum vor der Schwangerschaft; stechende Schmerzen im Rektum; Wechsel von Obstipation und Diarrhoe nach Missbrauch von Abführmitteln.
Modalitäten
V Zugluft, frühmorgens
B Ruhe, ungestörter kurzer Schlaf, Wärmeanwendung
Potenzwahl   C6, C30

Opium • Op (Schlafmohn)

Erscheinungsbild   Gemütsruhe prägen die Person ebenso wie lebhafte Einbildungen durch Endorphinereignisse wie Alkohol, Drogen, Hitze, Sonne, seelischer Schock und Todesängste, was zu krankhafter Erstarrung und Lähmung geführt hat; Schlaflosigkeit und enorme Geräuschempfindlichkeit; Muskelzuckungen, Phantasien und Sinnestäuschungen.
Leitsymptome   Folge von Missbrauch, Schreck, Schock; hartnäckige Verstopfung mit rundem, hartem, schwarzem, stinkendem Stuhl; heftiger Schmerz im Rektum.
Modalitäten
V Hitze, nach dem Schlaf
B kalt, langandauerndes Gehen
Potenzwahl   C30

Platinum • Plat (Platin)

Erscheinungsbild   Exzentrische, oftmals bekannte, extrovertierte, redegewandte, eher hagere Persönlichkeit, gerne mit großer Sonnenbrille; Hebamme fühlt sich geehrt, sie betreuen zu dürfen.

Leitsymptome   Frau wirkt hysterisch, melancholisch; heftige spastische Beschwerden; Obstipation auf Reisen mit häufigem Wechsel von Nahrung und Wasser; Stuhl klebrig, haftet am Rektum; Kribbeln und Jucken am Anus abends; wollüstiges Kribbeln im Rektum.

Modalitäten

V   abends, nachts, Hitze, Kaffee

B   Gehen in der Sonne, Strecken und Bewegen

Potenzwahl   C 30

Plumbum metallicum • Plb (Blei)

Erscheinungsbild   Frau wirkt traurig, melancholisch und verlangsamt.

Leitsymptome   Obstipation auch außerhalb der Schwangerschaft; kolikartige Beschwerden; Stühle schwärzlich, hartklumpig, mit Drang und Spasmen.

Modalitäten

V   nachts, Bewegung

B   Reiben, Druck, Strecken, Bauchlage (klagt, weil sie wegen der Schwangerschaft nicht mehr auf dem Bauch liegen kann)

Potenzwahl   C 30

Sepia • Sep (Tintenfischtinte)

DAS Mittel bei Obstipation in der Schwangerschaft!

Erscheinungsbild   Intellektuelle, sensible Frau (brünett), die ihren Mann steht.

Leitsymptome   Gefühl wie von einer Kugel im Anus; Schmerzen schießen das Rektum und die Vagina hinauf; hartnäckige Verstopfung, tagelang kein Stuhlgang; große harte Stühle, kann nicht pressen. Neigt zu vorzeitiger Wehentätigkeit.

Modalitäten
V   morgens, abends, durch Kälte
B   Sitzen, heißes Bad, Saures, kräftige Bewegung
Potenzwahl   C 30, C 200

Vorzeitige Wehen

Frauen mit tatsächlichen vorzeitigen Wehen benötigen unbedingt eine intensive Beratung und einfühlsame Betreuung
durch eine freiberufliche Hebamme, auch mit Hausbesuchen.
Vorzeitige Kontraktionen können Ausdruck von zu viel seelischem Druck sein, der auf der Gebärmutter lastet. Einfühlsame
Gespräche, die Mut machen, und auf die eigenen Bedürfnisse
zu hören, sind oft die wichtigste Therapie. Mit dem Simile, er-
gänzt durch aromatherapeutische Einreibungen, können immer wieder verblüffende Erfolge erzielt werden.

> Wiederkehrende Arzneien **(häufige): Caulophyllum**, Ka-
> lium carbonicum, Pulsatilla, **Sepia, Viburnum opulus**

Repertorisationsrubriken
Graf (T. 8):   Schwangerschaft, Abort (und Frühgeburtsnei-
                 gung) drohend, im 7. Monat – S. 61 ff.
Murphy: Schwangerschaft, Abort – S. 1894–1889

Cave: Falsche Potenzwahl könnte die Wehentätigkeit verstärken!
Ideal ist es, das Konstitutionsmittel zu finden.

Caulophyllum • Caul (Frauenwurzel)
Leitsymptome   »Falsche«, aber evtl. schon heftige Wehen
bei noch verschlossenem Muttermund; Wehen krampfartig
und sehr kurz, unter 45 Sekunden.

Modalitäten
V im Freien, durch Kaffee
B Wärme
Potenzwahl C 200
Cave: potenzabhängige Arznei – keine tiefen Potenzen in der Schwangerschaft (wehenfördernd)!

Kalium carbonicum • Kali-c (Pottasche)
Erscheinungsbild Kontrollierte, korrekte Frau mit eher blassem Aussehen, deren Lebensmittelpunkt die Familie ist.
Leitsymptome Gefühl im Rücken wie »abgebrochen«; Schmerz zieht sich bis ins Gesäß; extreme Schwäche in den Beinen – als ob diese versagen.
Modalitäten
V 2.00–4.00 Uhr, erwacht mit schweißnassem Rücken
B Sitzen oder flach auf dem Rücken liegen, Druck, Massage
Potenzwahl C 30, C 200

Pulsatilla • Puls (Küchenschelle)
Erscheinungsbild Aufblühende Schwangere (blond), wechselhaft und weinerlich; möchte eigentlich hören, dass alles nicht so schlimm ist.
Leitsymptome Emotion steht im Vordergrund; braucht Zuwendung und Trost; durstlos.
Modalitäten
V in geschlossenen Räumen, morgens und abends
B frische Luft, Trost
Potenzwahl C 30, C 200

Sepia • Sep (Tintenfischtinte)
Erscheinungsbild Intellektuelle, sensible Frau (brünett), die ihren Mann steht.
Leitsymptome Senkungsgefühl und Druck nach unten; Beziehungskrise; neigt zur Ohnmacht; spürt Stiche in der Vagina; Uterus und Kindswachstum scheinen für den Zeitpunkt etwas zu klein.

Modalitäten
V   morgens, abends, durch Kälte
B   Wärme, Bad, Bewegung, Musik
Potenzwahl   C 30, C 200

Viburnum opulus • Vib (Schneeball)
DAS bewährte phyto-homöopathische Arzneimittel!
Leitsymptome   Schmerzen vom Rücken in die Oberschenkel.
Modalitäten
V   abends und nachts
B   Ruhe
Potenzwahl   6 x täglich C 1 oder D 2 bei akuten vorzeitigen Wehen;
3 x täglich C 3 oder D 6 bei Bettruhe und noch konservativer Situation.
Um eine i. v.-Tokolyse zu reduzieren oder gar absetzen zu können: C 1 oder D 2 stündlich für einen Tag, am 2. Tag alle 2 Stunden, am 3. Tag alle 3 Stunden und dann nach Bedarf ca. alle 6 Stunden. Wenn soweit Stabilität eingetreten ist, kann auf eine höhere Potenz C 3 oder D 6 übergegangen werden.

Wadenkrämpfe

Wadenkrämpfe sind ein häufiges Thema in den Geburtsvorbereitungskursen. Hier ist ein Rat aus der Homöopathie immer hilfreich und wird gern gehört, um Abhilfe von dieser meist nächtlichen Erscheinung zu schaffen. Bei der Einnahme von substanziellem Magnesium muss darauf hingewiesen werden, dass dieses gegen Ende der Schwangerschaft unerwünscht wehenhemmend (gebärmutterrelaxierend) wirkt und deshalb unbedingt vier Wochen vor dem errechneten Geburtstermin abgesetzt werden muss.

Wiederkehrende Arzneien **(häufige):** Calcium carbonicum, **Cuprum aceticum, Hamamelis, Magnesium phosphoricum, Viburnum opulus**

Repertorisationsrubriken

Graf (T. 8): Schwangerschaft, Muskelkrämpfe, schmerzhaft, Waden – S. 70

Murphy: Beine, Krämpfe, Waden, Schwangerschaft – S. 304 ff.

Schwangerschaft, Beine, Beschwerden, Krämpfe in den Beinen, in den Waden – S. 1889

Calcium carbonicum • Calc (Austernschalenkalk)

Typische Arznei bei Plazentainsuffizienz.

Im Sinne einer homöopathischen Konstitutionstherapie.

Erscheinungsbild Gutmütige, glückliche Schwangere, schnell erschöpft, mit weichem Gewebe, neigt zu wiederholter Frühgeburt, sehr in Sorge um ihr Kind.

Leitsymptome Kalte, feuchte Füße, als ob nasse Strümpfe getragen werden; mit Krämpfen in den Fußsohlen; liebt Eier und neigt zu Obstipation.

Modalitäten

V Kälte, feuchtes Wetter, beim Steigen, zunehmender Mond und Vollmond

B trockenes Wetter, warmes Bad, Ruhe

Potenzwahl C 6, C 30

Cuprum aceticum • Cupr-act (Kupferacetat)

Bewährte homöopathische Arznei.

Leitsymptome Heftige Wadenkrämpfe mit Gliederzittern – »wenn Magnesium phosphoricum versagt«.

Modalitäten

V Bewegung, Hitze, Gemütserregung

B Liegen, Wärme

Potenzwahl C 6

Hamamelis • Ham (Zaubernuss)
Bewährt bei Wadenkrämpfen, wenn Frau auch Varizen und/
oder Zahnfleisch- und/oder Nasenbluten hat.
Modalitäten
V warme, feuchte Luft
B nichts bekannt
Potenzwahl C 6

Magnesium phosphoricum • Mag-p (Magnesiumphosphat)
Erscheinungsbild   eine strahlende, feinfühlige Frau.
Leitsymptome neuralgischer Schmerz tritt plötzlich auf;
Folge von kaltem Baden/Wasser.
Modalitäten
V Kälte, nachts 3.00 Uhr
B Bewegung, Massage, Druck, Wärme
Potenzwahl C 6

Viburnum opulus • Vib (Schneeball)
Leitsymptome   Bei Neigung zu vorzeitiger Wehentätigkeit;
schwere Beine.
Modalitäten
V abends, nachts, Liegen
B im Freien, Ruhe
Potenzwahl C 6

Zahnfleischbluten

Auch wenn dies nicht zu den pathologischen Erscheinungen
zählt, bitten die Frauen in der Hebammensprechstunde hier
häufig um Rat. Homöopathie kann eine regelmäßige Zahn-
pflege natürlich nicht ersetzen.

Wiederkehrende Arzneien **(häufige): Ferrum phosphoricum,** Mercurius solubilis, **Phosphor**

Repertorisationsrubriken
Graf (T. 8):   keine Angaben
Murphy: Mund, Blutung, Zahnfleisch – S. 1601
Zähne, Blutandrang – S. 2147

Ferrum phosphoricum • Ferr-p (Eisenphospat)
Erscheinungsbild Fröhliche, juvenile Frau mit Pseudoplethora.
Leitsymptome Neigt zum Erröten und auch zu Nasenbluten.
Modalitäten
V warme Getränke
B kalte Anwendungen
Potenzwahl C 3, C 6

Mercurius solubilis • Merc (Quecksilber)
Erscheinungsbild Frau wirkt krank und geschwächt.
Leitsymptome Zahnfleischbluten mit klebrigem, übel riechenden Speichel; evtl. Mundschleimhautveränderungen; dicker gelber Zungenbelag mit längsverlaufender Furche; metallischer Mundgeschmack; häufig Folge von Amalgamfüllungen.
Modalitäten
V nachts, Bettwärme, extreme Hitze und Kälte
B nichts bekannt
Potenzwahl C 30, C 200

Phosphor • Phos (Gelber Phosphor)
Erscheinungsbild Schlanke, freundliche, gutaussehende, lebenslustige Frau, trägt leuchtende Farben.
Leitsymptome Leicht blutendes Zahnfleisch; Zunge trocken, glatt und rot; Verlangen nach Salz.
Modalitäten
V warme Getränke, Salz
B sehr kaltes Wasser
Potenzwahl C 6, C 30

Geburt

Wehenstörungen

Während des Geburtsverlaufs können mit Homöopathie erfreuliche Ergebnisse erzielt werden. Allerdings kann mit dieser Therapie weder wehenfördernd noch -hemmend, noch schmerzreduzierend im allopathischen Sinne gearbeitet werden. Um es mit dem Mediziner Erwin Schlüren auszudrücken: »Wird die Geburt durch homöopathische Mittel unterstützt, reichen mittelkräftige Wehen für einen normalen Geburtsfortschritt aus (sie erreichen soviel wie Oxytocin-induzierte kräftige Wehen).« (Aus: »Homöopathie in der Frauenheilkunde und Geburtshilfe«.) Wenn auch seine Vorgehensweisen im Einzelnen unterschiedlich beurteilt werden können, so ist dies eine Erkenntnis, die sich seit Erscheinen von Schlürens Buch im Jahr 1977 nicht verändert hat.

Tiefe Potenzen
Unter der Geburt kommen einige sehr potenzabhängige Arzneien zum Einsatz, deshalb gilt es, die jeweilige Potenz sorgfältig zu wählen. Bei tiefen, also noch relativ materiellen Arzneigaben von D3 bis D6 kann von einer Uteruswirksamkeit entsprechend der Phytotherapie bzw. der Wirkstofforientierung gesprochen werden. Sie werden dann häufig und in kurzen Abständen verabreicht.

Hohe Potenzen
Die Hochpotenz wird entsprechend der Simileregel gewählt. Auch Konstitutionsmittel können unter der Geburt hilfreich sein, da diese ebenfalls direkt an der Lebenskraft ansetzen. Zu beachten ist, dass eine Arzneigabe, wie erwähnt, nicht immer zum Fortschreiten der Geburt führt, sondern vielleicht sogar zu einer Wehenpause. Denn es kann sein, dass eine solche Pause genau das ist, was Mutter und Kind brauchen, um nach einer Zeit der Erholung und Ruhe frisch gestärkt in den

Endspurt der Geburt zu gehen. Homöopathie führt eben zur Normalität und ist nicht im Sinne einer Intervention zu sehen.

Unter der Geburt fehlt oftmals die Zeit, um eine ausführliche Anamnese durchzuführen. Um trotzdem erfolgreich zu sein, hilft entweder das Auswendiglernen der am meisten vorkommenden, im Folgenden aufgeführten Arzneimittelbilder, oder die Frau ist bereits in Betreuung bei einem Homöopathen und dieser kann unter der Geburt konsultiert werden. Eine dritte Person hat, sofern geburtshilfliches Wissen vorhanden ist, zudem einen neutralen Blick auf das Geburtsgeschehen. In der außerklinischen Geburtshilfe hat sich das Hinzuziehen einer Zweithebamme bewährt.

Repertorisationsrubriken
Graf (T. 8):   Geburt und Wehen, Muttermund – S. 77
Geburt und Wehen, Wehen – S. 79 f.
Murphy: Schwangerschaft, Entbindung, Kontraktionen – S. 1891
Schwangerschaft, Entbindung, Muttermund – S. 1891
Schwangerschaft, Wehen – S. 1900 ff.

Die Tabelle »Wehenschmerz – Muttermund« im Anhang (s. S. 224–227) ist hilfreich, um sich mit einem Blick Gewissheit über die wichtigsten Arzneimittel und deren Auswahl zu verschaffen. Sie ermöglicht es, die Beurteilung der Wehen und die Qualität des Wehenschmerzes in Bezug zum Muttermundsbefund zu setzen. Ebenso werden die Charakteristika der momentanen Geburtssituation beschrieben.

Wenn die Auswahl der nachfolgend angeführten Mittel nicht ausreicht, ist es am besten, sich zurückzuziehen und konzentriert in einem der beiden genannten Repertorien (Graf oder Murphy) nach dem Simile zu suchen.

Häufige Arzneien zur *Wehenregulierung* unter der Geburt: Caulophyllum, Cimicifuga, Gelsemium, Kalium carbonicum, Nux vomica, Pulsatilla, Sepia

Arzneien, um den *Wehenschmerz* auf ein erträgliches, leistbares Niveau zu bringen: Aconitum, Arnica montana, Belladonna, Chamomilla matricaria, Cimicifuga, Coffea, Gelsemium, Nux vomica, Pulsatilla, Sepia

Die häufigsten Arzneien unter der Geburt: Aconitum, Arnica montana, Belladonna, Caulophyllum, Chamomilla matricaria, Cimicifuga, Coffea, Gelsemium, Kalium carbonicum, Nux vomica, Platinum, Pulsatilla, Sepia (s. auch Tabelle, S. 224–227)

Aconitum • Acon (Blauer Eisenhut)
Zur »intrauterinen Reanimation« auf dem Weg in den OP.
Erscheinungsbild Plötzliche heftige Todesangst; Frau kommt in Panik und großer Sorge um ihr Kind zur Aufnahme; plötzlicher Herztonabfall;
Leitsymptome Wehen qualvoll; alle Schleimhäute trocken – auch der Muttermund; angsterfüllte Augen der Mutter bitten um Hilfe, sie fürchtet sich dem Tode nahe.
Modalitäten
V Mitternacht
B Kühle, kalte Getränke
Potenzwahl C 30, C 200

Arnica montana • Arn (Bergwohlverleih)
Erscheinungsbild Erschöpfte Gebärende.
Leitsymptome Nicht lokalisierbarer Wehenschmerz; protrahierter Geburtsverlauf; der ganze Körper fühlt sich wie zerschlagen und das Bett erscheint zu hart; Muttermund ist

berührungsempfindlich »wie wund vom Druck des Kopfes«; Fruchtblase schon lange Zeit eröffnet.

Modalitäten

V morgens, nach Bettruhe, Bewegung

B Liegen

Potenzwahl C 30, C 200

Belladonna • Bell (Tollkirsche)

Erscheinungsbild Temperamentvolle Frau mit großen, angsterfüllten Pupillen.

Leitsymptome Kräftige Wehen: plötzlich da – plötzlich weg, sehr heftig; der Muttermund blutet hellrot auf Berührung, ist spastisch, rigid und sehr schmerzempfindlich; die Gebärende lehnt jede Berührung ab, hat einen hochroten Kopf und schwitzt meist am ganzen Körper; sie wirkt gereizt und ärgerlich, »sie gebärdet sich«, bevorzugt Vierfüßlerstand, verbeißt sich im Kopfkissen.

Modalitäten

V Mitternacht, Berührung; Kälte

B Wärme, Alleinsein

Potenzwahl C 30, C 200

Caulophyllum • Caul (Frauenwurzel)

DIE uteruswirksame Arznei!

Leitsymptome Wehen, Geburtsgeschehen und Muttermund stehen nicht im richtigen Verhältnis.

Modalitäten

V im Freien, durch Kaffee

B Wärme

Potenzwahl

tiefe Potenz:

wehenfördernd; noch verschlossener, unreifer Muttermund; Blasensprung

C 2, C 4 in kurzen Abständen ¼-½ stündlich bis Wehenbeginn, dann in längeren Abständen; wenn Wehentätigkeit ausreichend Arzneigabe beenden

mittlere Potenz:
wehenregulierend; »falsche«, jedoch evtl. schon heftige, aber zu kurze schnelle und dennoch erschöpfende und quälende Wehen bei noch verschlossenem oder nur kaum eröffnetem rigiden Muttermund; Wehen krampfartig unter 45 Sekunden
C 6 stündliche Gabe bis zur Befundbesserung
C 12 einmalig und bei Bedarf nach 1 bis 2 Stunden wiederholen
hohe Potenz:
wehenhemmend; Geburtswehen zum falschen Zeitpunkt – also bei einer beginnenden Frühgeburt, hier kann das Mittel dennoch wirken
C 30 über 24 Stunden, bei Bedarf verkläppert schluckweise
C 200 bei Bedarf verkläppert schluckweise

Chamomilla matricaria • Cham (Feldkamille)
DAS homöopathische Schmerzmittel!
Erscheinungsbild   Frau wirkt hypochondrisch, aggressiv und fast hysterisch, schickt andere um Hilfe, kann und will es nicht mehr aushalten; die Gebärende ist ungeduldig und verzweifelt.
Leitsymptome   Empfindet die Wehen als unerträglich und will Schmerzmittel oder PDA; Muttermund ist rigid und blutet leicht schmierend bei Berührung; Frau lehnt jede Hilfe ab, ist durstig, auffallend rotes Gesicht; schon bei Geburtsbeginn ist alles ein Drama.
Modalitäten
V 21.00 Uhr
B reichlich Zuwendung
Potenzwahl   C 6, C 30, C 200

Cimicifuga • Cimic (Traubensilberkerze)
DAS Mittel kurz vor dem Entschluss zur Sectio bei »relativem Missverhältnis«.
Erscheinungsbild   Gereizte, pessimistische Frau mit HWS-Syndrom in der Anamnese; sie redet viel, befürchtet das Schlimmste und sieht alles schwarz: »Das Kind kommt ja doch nicht!«

Leitsymptome   Wehen sind erfolglos und krampfartig quer von Hüfte zu Hüfte; das Kind liegt evtl. in einer Deflexionshaltung – »stellt sich quer«.

Modalitäten

V Bewegung

B im Freien, Wärme, Druck

Potenzwahl

tiefe Potenz:

wehenfördernd

C 1 oder C 2 wenn keine Wehenbereitschaft, unreifer Muttermund: ¼ – ½-stündlich

C 4 bei leichter Wehenbereitschaft, geburtsreifem Befund: ½-stündlich

mittlere Potenz:

wehenregulierend

C 6 bei unregelmäßigen Wehen, geburtsreifem Befund: stündlich

hohe Potenz:

wehenregulierend

C 30, C 200 – Mutter und Kind beugen sich nicht dem Geschehen.

Coffea • Coff (Kaffeebohne)

Die bewährte Arznei in der Austreibungsperiode, wenn der Damm die maximale Dehnung erreicht.

Erscheinungsbild   Eine euphorische, ideenreiche oder auch überängstigte Gebärende mit nervöser Reizbarkeit bis zur Panik und Todesangst (Aconitum hat nicht die erforderliche Wirkung gezeigt).

Leitsymptome   Frau ist außer sich, unklar, ob orgastische Euphorie oder unerträglicher Schmerz; Ohnmacht in der Wehenpause.

Modalitäten

V Berührung

B Wärme, Liegen

Potenzwahl   C 6, C 30

Gelsemium • Gels (Gelber Jasmin)

Häufiges Mittel für Mehrgebärende.

Erscheinungsbild Erregung, Unruhe und Angst vor dem, was kommt (»Was machen die mit mir?« – Klinikatmosphäre).

Leitsymptome Zittrige Schwäche bei nervöser Erregung, sie will gehalten werden; Denken an die vorausgegangene Geburt löst Beschwerden aus; Wehen beginnen und hören wieder auf; bei Geburtsstillstand oder nachlassender Wehentätigkeit bei Muttermundsweite von ca. 5 cm.

Modalitäten

V Bewegung, Berührung

B Ruhe

Potenzwahl C 6, C 30

Kalium carbonicum • Kali-c (Pottasche)

Erscheinungsbild Frau mit starker Selbstkontrolle – sie kann nicht loslassen.

Leitsymptome Wehen erstrecken sich vom Rücken über das Gesäß bis zu den Oberschenkeln und scheinen zu schwach und erfolglos, wobei die Frau sie als scharfen, heftigen Rückenschmerz empfindet; sie braucht festen Druck und Massage im Rücken, liebt Wärme; Hydramnion.

Modalitäten

V 2.00–4.00 Uhr

B Druck, Massage

Potenzwahl C 6, C 30

Nux vomica • Nux-v (Brechnuss)

Erscheinungsbild Überreaktion selbst auf kleinen Anlass, neigt zum »Aus-der-Haut-Fahren« und benutzt dabei eher ordinären Wortschatz.

Leitsymptome Überreizte und gestresste Frau; wacht gegen 3.00–4.00 Uhr mit Wehen auf, die gegen 6.00 Uhr wieder aufhören; die Wehenschmerzen nerven; verträgt nicht viel Schmerz, hat noch nie auf Medikamente verzichtet; enormer

Brechreiz; spürt Druck auf Blase und Darm; kann keine Zugluft
ertragen, verlangt Wärme und Betäubung.
Modalitäten
V morgens, Zugluft
B Ruhe, ungestörter Schlaf
Potenzwahl C 6, C 30

Platinum • Plat (Platin)

Erscheinungsbild Exzentrische, oftmals bekannte, extrovertierte, redegewandte, eher hagere Persönlichkeit, gerne mit
großer Sonnenbrille; Hebamme fühlt sich geehrt, sie betreuen
zu dürfen.
Leitsymptome Frau wirkt hysterisch, melancholisch, »ist es
wirklich gut, in dieser Welt Kinder zu gebären?«; Wunschsectio-
Frau: »Oh ja!«; hat Angst, die Kontrolle zu verlieren; Geburt ist
für sie erniedrigend; braucht Narkose; sehr empfindliche Vulva
und Vagina; schwierige vaginale Untersuchung und wirkt dennoch sehr erregt dabei; weint und verkrampft während der Wehen, wünscht einen Spiegel und/oder Kamera bei der Geburt.
Modalitäten
V abends, nachts, Hitze, Kaffee
B im Freien, nach Weinen
Potenzwahl C 30, C 200

Pulsatilla • Puls (Küchenschelle)

Erscheinungsbild Aufblühende Schwangere (blond), wechselhaft, weinerlich, braucht viel Zuwendung und Trost;
möchte eigentlich hören, dass alles noch Zeit hat und das Kind
schon von allein kommt; Frau braucht viele helfende Hände.
Leitsymptome Übertragungssituation; mangelnde Wehentätigkeit – »sie kann es nicht loslassen«, die Wehen sind entweder zu lang oder zu kurz, der Schmerz sitzt im Oberbauch;
braucht frische Luft, möchte spazieren gehen; alles ist wechselhaft: ihre Wehen, ihre Stimmung, ihre Körperhaltung –
auch der vorangehende Teil ist, trotz gut eröffnetem Muttermund im Beckeneingang, noch recht beweglich.

Modalitäten
V allein; morgens und abends
B frische Luft, Trost
Potenzwahl
tiefe Potenz:
wehenfördernd
C 3 wenn keine Wehenbereitschaft, reifer Muttermund: ¼ – ½-stündlich
C 6 bei leichter Wehentätigkeit, gutem Befund: ½-stündlich
mittlere Potenz:
wehenregulierend
C 30 bei unregelmäßigen, erfolglosen Wehen; bei Bedarf verkläppert schluckweise
hohe Potenz:
wehenregulierend
C 200 bei typischem Erscheinungsbild; VGT beweglich über Beckeneingang, protrahierte AP einer Mehrgebärenden; bei Bedarf verkläppert schluckweise

Sepia • Sep (Tintenfischtinte)

Erscheinungsbild   Intellektuelle Frau (brünett), kopfgesteuert, wirkt abgespannt, musste erst noch Dringendes erledigen, ehe sie zur Geburt kommt (würde aus Angst vor der Geburt gerne davonlaufen). Sehr bewusst ausgewählter Geburtsort!
Leitsymptome   Liebt warmes, stundenlanges Bad – möchte im Wasser gebären; schmerzhafte, quälende, abwärtsdrängende Wehen, stichartig in der Scheide spürbar; Muttermund spastisch.
Modalitäten
V morgens, abends, durch Kälte
B Wärme, heißes Bad, Saures, Bewegung, Musik
Potenzwahl   C 6, C 30, C 200

Plazentaretention – Blutungen

Da nicht nur in der außerklinischen Geburtshilfe, sondern auch in immer mehr klinischen Einrichtungen auf die obligatorische Gabe von Methergin® verzichtet wird, ist mit einer verzögerten oder erschwerten Plazentalösung zu rechnen. Hier zeigt die Homöopathie häufig erfolgreich den Weg zur Normalität, nämlich eine Lösung der Plazenta ohne manuelle Eingriffe oder hormonelle Intervention. Zunächst kann oft in Ruhe abgewartet werden, sofern kein pathologischer Befund vorliegt, und erst bei ersichtlichen Symptomen wird die rasche Gabe eines Similes erforderlich, um eine beginnende Atonie sofort zu regulieren.

In der Homöopathie gibt es nicht einfach nur die Diagnose »verstärkte Blutung«. Es wird wie immer alles im Detail betrachtet. Die wichtigsten Parameter dabei sind zunächst: helle und dunkle Blutung.

Die »Blutungsmittel« der Homöopathie müssen nicht nur im Kopf, sondern auch in der Arzneischublade präsent sein. In solchen Situationen kann nicht erst im Repertorium nachgelesen werden, denn alle in der Geburtshilfe wissen: es zählen die Minuten und jeder Deziliter Blutverlust zu viel muss vermieden werden.

Sowohl bei Blutungen in der Schwangerschaft wie auch intra- und postpartal ist es sehr wichtig, die im Folgenden aufgezählten Arzneimittelbilder gründlich zu lernen und differenzieren zu können. Insbesondere nach der Geburt, während oder nach der Plazentalösung besteht keine Zeit zum Nachschlagen und deshalb müssen die im Folgenden aufgeführten Arzneien auswendig beherrscht werden und sollte in regelmäßigen Abständen eine Selbstüberprüfung stattfinden. Die Zweithebamme kann sich hier schnell vergewissern.

> Wichtige Arzneien bei einer Plazentaretention (häufige): **Cantharis**, Caulophyllum, Kalium carbonicum, Nux vomica, Pulsatilla, **Sabina**, Secale, **Sepia**

Blutungsmittel für Schwangerschaft, Geburt und Wochenbett

Die Tabellen im Anhang (S. 218–223) dienen einem schnellen Überblick und helfen, die Mittel auswendig zu lernen und im Ernstfall mit einem Blick besser zu unterscheiden. Einige der Arzneimittelbilder sind auch im Kapitel Wochenbett unter »Zu starker Wochenfluss« beschrieben (s. S. 135–138).

Helle Blutung

Da es sich bei einer hellen, also aktiven Blutung vermutlich um eine arterielle handelt, stellt dies eine gefährliche oder gar bedrohliche Situation dar. Entsprechend muss schnell und gezielt gehandelt werden.

> Wiederkehrende Arzneien **(häufige): Aconitum, Belladonna,** Erigeron, Ipecacuanha, Millefolium, **Phosphor, Sabina,** Trillium pendulum, Ustilago (s. auch Tabelle, S. 218–221).

Dunkle Blutung

Diese ist eher passiv, venös und meist sickernd, daher ist eher etwas mehr Zeit, ein Mittel zu finden und zu geben.

> Wiederkehrende Arzneien **(häufige):** China, Crocus, Ferrum metallicum, **Hamamelis,** Platinum, **Secale, Ustilago** (s. auch Tabelle, S. 222 f.).

Repertorisationsrubriken

Graf (T. 8):   Geburt und Wehen, Plazentaretention – S. 77
               Geburt und Wehen, Blutung – S. 75
Murphy: Schwangerschaft, Plazenta, Blutung – S. 1898
               Schwangerschaft, Plazenta, Retention – S. 1898
               Schwangerschaft, Wochenbett, Retention der Nachgeburt – S. 1908

Cantharis • Canth (Spanische Fliege)
Erscheinungsbild Ängstliche Ruhelosigkeit mit widersprüchlicher und gereizter Stimmung.
Leitsymptome Die Plazenta löst sich nicht; leichte dunkle Blutung. »Cantharis treibt Fremdes aus dem Uterus«.
Modalitäten
V Geräusch von Wasser
B Wärme
Potenzwahl
C 6 – 3–4 Gaben alle 5 Minuten
C 30 einmalig

Caulophyllum • Caul (Frauenwurzel)
DIE uteruswirksame Arznei bei spastischer Cervix.
Leitsymptome Wehen, Geburtsmoment und Muttermund stehen nicht im richtigen Verhältnis.
Modalitäten
V im Freien, durch Kaffee
B Wärme
Potenzwahl C 30

Kalium carbonicum • Kali-c (Pottasche)
Erscheinungsbild Frau mit starker Selbstkontrolle – sie kann nicht loslassen.
Leitsymptome Druckgefühl im Rücken; verlangt nach Wärme; Zustand nach Hydramnion; verstärkte Lösungsblutung.
Modalitäten
V 2.00–4.00 Uhr
B Druck, Massage
Potenzwahl C 30

Nux vomica • Nux-v (Brechnuss)
Erscheinungsbild Regt sich auf, dass die Geburt noch nicht beendet ist.
Leitsymptome Überreizte und gestresste Frau; verträgt nicht viel Schmerz, Zustand nach PDA; Brechreiz; spürt Druck auf Blase und Darm; kann keine Zugluft ertragen, verlangt Wärme und weitere Betäubung.
Modalitäten
V morgens, Zugluft
B Ruhe
Potenzwahl C 30

Pulsatilla • Puls (Küchenschelle)
Erscheinungsbild Glückliche Mutter, braucht viel Zuwendung und Trost; möchte, dass ihr Zeit gegeben wird und will, dass die Plazenta von allein kommt; Frau braucht viele helfende Hände.
Leitsymptome Mangelnde Wehentätigkeit – »sie kann nicht loslassen«; leicht verstärkte Blutung, alles scheint inaktiv.
Modalitäten
V morgens und abends
B frische Luft, Trost
Potenzwahl C 6 in kurzen Abständen, ca. 10 Minuten
C 30 bei vorhandener Uteruskontraktion

Sabina • Sabin (Sadebaum)
Erscheinungsbild Gereizte und geschwächte Frischentbundene. Bekannte Blutungsneigung.
Leitsymptome Verstärkte hellrote Blutung (s. Tabelle, S. 218f.). Keine Anzeichen einer Plazentalösung.
Modalitäten
V geringste Berührung
B flach Liegen, frische Luft
Potenzwahl C 30

Secale • Sec (Mutterkorn)

Erscheinungsbild   Hagere, geschwächte Mehrgebärende mit schlaffer Haut und blassem Gesicht.

Leitsymptome   Dunkle, passive, wässrige Blutung; keine Anzeichen einer Plazentalösung. Wärme ist unerträglich, will nur mit leichtem Tuch bedeckt werden, obwohl ihr Körper kalt ist.

Modalitäten

V Wärme, Berührung

B Kälte, Entblößen

Potenzwahl   C 6 bei mangelnder Uteruskontraktion

C 30 bei kontrahiertem Uterus

Sepia • Sep (Tintenfischtinte)

Erscheinungsbild   Intellektuelle Frau (brünett), kopfgesteuert, wirkt abgespannt, möchte sich jetzt erholen, hat schließlich Geburt geleistet.

Leitsymptome   Liebt warmes, stundenlanges Bad – hat im Wasser geboren; will zur Plazentageburt aufgefordert werden und braucht dazu Bewegung.

Modalitäten

V morgens, abends, durch Kälte

B Wärme, heißes Bad, Bewegung, Musik

Potenzwahl   C 30

Wochenbett

Damit das Wochenbett einen ungetrübten Verlauf nehmen kann und Nachwehen, Muttermilchproduktion oder Stimmungsschwankungen im natürlichen Rahmen verlaufen, lohnt es sich, mit Homöopathie frühzeitig die Weichen zu stellen. Denn ein guter Start in das Leben als junge Familie ist wünschenswert.

Haarausfall

Im Spätwochenbett, während der Stillzeit oder danach klagen viele Frauen über Haarausfall und haben Angst, der Haarverlust könnte so extrem sein, dass nichts mehr nachwächst. Dies ist sicher nicht der Fall. Der extreme Haarverlust ist nur von kurzer Dauer und vorüber, sobald sich der weibliche Zyklus stabilisiert hat. Hier ist in der Homöopathie die potenzierte stoffliche Form, also Tiefpotenzen, hilfreich.

> Wiederkehrende Arzneien **(häufige): Calcium carbonicum**, Lycopodium, **Phosphoricum acidum**, Sepia, Sulfur

Repertorisationsrubriken

Graf (T. 8):   Wochenbett und die Zeit danach, Haarausfall – S. 82

Murphy: Schwangerschaft, Wochenbett, Haarausfall – S. 1905

Allgemeines, Haarausfall, Entbindung, nach – S. 110

Calcium carbonicum • Calc (Austernschalenkalk)
Erscheinungsbild Gutmütige, glückliche und besorgte Mutter.

Leitsymptome Erschöpft durch lange Stillzeit; reichlich Milchfluss; schnell erschöpft mit Schweißausbrüchen; Schwitzen in den Hautfalten.

Modalitäten

V Nässe, Kälte, Wetterwechsel

B Wärme in jeder Form

Potenzwahl C 6, C 30, C 200

Lycopodium • Lyc (Bärlapp)

Erscheinungsbild Dominant wirkende Frau mit diktatorischem Gehabe und Minderwertigkeitsgefühl; will alles genau wissen.

Leitsymptome In der Stillzeit ergraut; nachts Herzklopfen; neigt zu Blähungen und Varizen.

Modalitäten

V nachmittags, 16.00–20.00 Uhr

B nach Mitternacht, Bewegung

Potenzwahl C 6, C 30

Phosphoricum acidum • Ph-ac (Phosphorsäure)

Erscheinungsbild Blass, bleich und alt aussehende Frau, wirkt nachgiebig und erschöpft.

Leitsymptome Haare post partum ergraut; Folge von Säfte-(Milch-)Verlust. Dunkle Augenringe, akuter Zustand, reichlich wässrige Durchfälle; Durst auf kalte Milch.

Modalitäten

V Anstrengung

B Wärme, Ruhe, kurzer Schlaf

Potenzwahl D 6, C 6

Sepia • Sep (Tintenfischtinte)

Erscheinungsbild Intelligente, erfolgreiche Frau (brünett), eher emotionslose junge (alleinerziehende) Mutter, die erlöst scheint von Schwangerschaft und Kind. Sie hat ihre Freiheit verloren und bemitleidet sich. Hohe Ansprüche an sich selbst, will alles gut machen.

Leitsymptome Stillt ab wegen häufigen Brustknoten; Beziehungsprobleme; Senkungsprobleme.
Modalitäten
V morgens, abends, durch Kälte, Erschöpfungsdepressionen
B Wärme, heißes Bad, Saures, Bewegung, Musik
Potenzwahl C 6, C 30

Sulfur • Sulf (Schwefel)
Erscheinungsbild Kontaktfreudige, lebenslustige, ideenreiche, hitzige Chaotin und Langschläferin.
Leitsymptome Neigt zu juckenden Hauterkrankungen mit Eiterungsneigung; Folge von Antibiotikagaben. Ausgeprägtes Süßverlangen vormittags und durstig.
Modalitäten
V Ruhe, Bettwärme
B trockenes Wetter, Wärme
Potenzwahl C 30
Hinweis: Sulfurgaben können andere, unterdrückte Krankheiten zum Ausbruch kommen lassen.

Komplexmittel
Aufbaumittel Stadelmann, s. Kapitel Schwangerschaft (S. 39).

Harnverhalten – Harnwegsbeschwerden

Unangenehmes Brennen beim Urinieren oder auch eine leichte Inkontinenz kommen bei vielen Wöchnerinnen in den ersten Tagen post partum vor, insbesondere nach traumatischen Geburten wie Vakuum- und Forcepsgeburten. Gründe für ein Harnverhalten dagegen sind meist Angst und Schamgefühl. Harnwegsbeschwerden tauchen im späten Wochenbett immer wieder auf.

> Wiederkehrende Arzneien **(häufige): Apis mellifica**, Berberis, Cantharis, **Causticum**, Dulcamara, **Equisetum**, Pulsatilla, **Sepia**, Solidago, **Staphisagria**

Repertorisationsrubriken

Graf (T. 8):   Wochenbett und die Zeit danach, Harnverhal-
                 ten-Lähmung – S. 83

Murphy: Schwangerschaft, Wochenbett, Urinieren, Harn-
                 retention – S. 1908
                 Blase – S. 337–370
                 Blase, Harnverhalten, Entbindung – S. 348
                 Blase, Harndrang, Entbindung – S. 345
                 Blase, Lähmung, Entbindung – S. 351

Apis mellifica • Apis (Honigbiene)

Erscheinungsbild   Folge von »Fleißigkeit« bei der Geburt –
lange Austreibungsphase, Hebamme war sehr bemüht, ohne
Dammschädigung zu entbinden; unzufriedene und ruhelose
Frau.

Leitsymptome   Stechende Beschwerden; Brennen beim
Wasserlassen, insbesondere die letzten Tropfen; spärlicher,
langsam fließender, stark gefärbter Urin; Harninkontinenz;
Vulvaödem.

Modalitäten

V   16.00–18.00 Uhr, Druck, Berührung

B   kalte Anwendungen

Potenzwahl   C 6, C 30

Berberis • Berb (Berberitze)

Bewährte homöopathische Arznei.

Erscheinungsbild   Die Frau wirkt müde und gleichgültig.

Leitsymptome   Häufiges Wasserlassen, mit Brennen beim
Wasserlassen; Schmerzen in Oberschenkeln und Lenden beim
Entleeren der Blase; Urethra brennt, wenn nicht entleert wird;
Schmerzen in die rechte Flanke ausstrahlend.

Modalitäten

V   lang anhaltende Bewegung, Ruhe in der Nacht

B   kaltes Wasser

Potenzwahl   C 6

Cantharis • Canth (Spanische Fliege)

Häufiges Mittel bei Blasenentzündung.

Erscheinungsbild   Gereizte und überreizte Stimmung mit Ängstlichkeit .

Leitsymptome   Folge von kalten Anwendungen post partum (Eisblase); dauernder, unerträglicher Harndrang, tropfenweiser Abgang, schneidender Schmerz vor, bei und nach Harndrang; Harn blutig, wenig.

Modalitäten

V Trinken von kalten Getränken

B Reiben, warme Anwendungen

Potenzwahl   C 6, C 30

Causticum • Caustt (Hahnemanns Ätzkalk)

DAS Mittel post partum bei Harnverhalten!

Erscheinungsbild   Von der Geburt geschwächte Frau mit mitleiderregendem Aussehen, scheint wie vom Leid angezogen zu werden; ausgeprägtes Gerechtigkeitsempfinden.

Leitsymptome   Frau ist wie gelähmt; Folge von traumatischer Geburt; Folge von gefühlsbelastendem Konflikt; Restharnbildung; kein Gefühl für die volle Blase.

Modalitäten

V 2.00 – 4.00 Uhr

B Wärme, feuchtes nasses Wetter

Potenzwahl   C 6, C 30

Dulcamara • Dulc (Bittersüßer Nachtschatten)

Erscheinungsbild   Eine rechthaberische, willensstarke Frau, die empfindlich auf jede Form von Kälte und Nässe reagiert.

Leitsymptome   Folge von Durchnässung; verstopfte Nase, dicker, gelber Schleim mit blutigen Krusten, will die Nase warm halten; lockerer rasselnder Husten; hat eiskalte Füße.

Modalitäten

V nasse Kälte

B Wärme, Bewegung

Potenzwahl   C 6, C 30

Equisetum • Equis (Schachtelhalm)
DAS bewährte Mittel bei Harnwegserkrankungen!

Leitsymptome Starker, dumpfer Schmerz, nicht besser durch Entleeren; brennender, schneidender Schmerz, schlimmer am Ende der Miktion; Urin fließt tropfenweise, viel Schleim im Urin; unwillkürlicher Harnabgang.

Modalitäten
V beim Hinsetzen
B nachmittags, beim Hinlegen
Potenzwahl C 6

Pulsatilla • Puls (Küchenschelle)
Erscheinungsbild Glückliche Wöchnerin, mit wechselhafter Stimmung und extrem trostbedürftig.

Leitsymptome Möchte ihren Mann bei sich haben; vermehrter Harndrang; Brennen in der Urethraöffnung bei und nach dem Wasserlassen.

Modalitäten
V morgens, abends, warme Speisen
B braucht Frischluft, kalte Speisen und Getränke, Trost
Potenzwahl C 30
Cave: in tiefer Potenz milchreduzierend!

Sepia • Sep (Tintenfischtinte)
Erscheinungsbild Intellektuelle, eher emotionslose junge Mutter, die erlöst scheint von Schwangerschaft und Kind; hat ihre Freiheit verloren und bemitleidet sich; empfand die Geburt als Demütigung.

Leitsymptome Senkung post partum; Nierenthemen in der Anamnese; Beziehungskrise; chronische Zystitis; roter, festhaftender Satz im Urin; langsamer Harnfluss mit dem Gefühl des Nach-unten-Drängens in der Blasengegend.

Modalitäten
V morgens, abends, durch Kälte
B Wärme, heißes Bad, Saures, Bewegung, Musik
Potenzwahl C 30, C 200

Solidago • Solid (Goldrute)

Bewährte phyto-homöopathische Arznei bei Harnwegserkrankungen.

Leitsymptome   Wasserlassen schwierig und spärlich; klarer, übel riechender Urin.

Modalitäten

V nachts, Druck

B reichliches Wasserlassen

Potenzwahl   C 3, D 6

Staphisagria • Staph (Stephanskraut)

Das Mittel der »Geschnittenen«.

Erscheinungsbild   Geburt war eine Demütigung für die Frau.

Leitsymptome   Folge von gewaltmäßigen Eingriffen in den menschlichen Körper (dies wurde von der Frau so empfunden, nicht mutwillig von den Fachpersonen so ausgeführt), unterdrückte Wut darüber; Folge von traumatischem Geburtserlebnis mit Dammschnitt oder Sectio; hat das Gefühl, es läuft ständig ein Tropfen Urin die Harnröhre hinunter; kompletter Harnverhalt.

Modalitäten

V Ärger, Kummer, Empörung

B kurzer Mittagsschlaf, Wärme

Potenzwahl   C 6, C 30

Nachwehen, kräftige

Nach der geleisteten Geburt ist die Schmerzschwelle bei starken Nachwehen oft gering, vor allem bei Mehrgebärenden. Hier ist die Homöopathie eine willkommene Hilfe, denn Schmerzmittel sind in der Stillzeit nur begrenzt einsetzbar.

Wiederkehrende Arzneien **(häufige):** Caulophyllum, **Chamomilla matricaria, Cuprum metallicum, Kalium carbonicum, Secale,** Sepia

Repertorisationsrubriken

Graf (T. 8): Wochenbett und die Zeit danach, Nachwehen –
S. 85

Murphy: Schwangerschaft, Wochenbett, Nachwehen –
S. 1906

Weibliche Genitalien, Metrorrhagie, Entbindung, während und nach der – S. 2119

Caulophyllum • Caul (Frauenwurzel)

Leitsymptome »Falsche« Wehen im Zeitpunkt und Empfinden; kurz dauernde, aber heftige Nachwehen nach anstrengender Geburt mit Erschöpfung; Nachwehen zu schwach bei verzögerter Rückbildung: »der erschöpfte Uterus«.
Modalitäten
V Kaffee
B Wärme
Potenzwahl C 30

Chamomilla matricaria • Cham (Feldkamille)

DAS homöopathische Schmerzmittel.
Erscheinungsbild Frau wirkt hypochondrisch, schickt andere um Hilfe, kann und will es nicht mehr aushalten.
Leitsymptome Hysterische Reaktion; Folge von Ärger; Durst und auffallend rotes Gesicht.
Modalitäten
V 21.00 Uhr
B reichlich Zuwendung
Potenzwahl C 6, C 30, C 200

Cuprum metallicum • Cupr-m (Kupfer)

Leitsymptome Heftige kolikartige Schmerzen, verkrampft sich bei jeder Nachwehe; Übelkeit und Schwindel mit Kollapsneigung; Waden- und Fußkrämpfe.

Modalitäten

V Kälte, Bewegung, 3.00 Uhr

B Wärme, Zudecken, Trinken von kaltem Wasser

Potenzwahl C 30

Kalium carbonicum • Kali-c (Pottasche)

Erscheinungsbild Kontrollierte, korrekte Frau mit eher blassem Aussehen.

Leitsymptome Nachwehen im Rücken, Gefühl wie »abgebrochen«; extreme Schwäche in den Beinen – als ob diese versagen.

Modalitäten

V 2.00–4.00 Uhr, erwacht mit schweißnassem Rücken

B Sitzen, flach auf dem Rücken liegen, Druck, Massage

Potenzwahl C 30

Secale • Sec (Mutterkorn)

Erscheinungsbild Hagere, geschwächte Mehrgebärende mit schlaffer Haut und blassem Gesicht.

Leitsymptome Dunkle, passive, wässrige Blutung; Folge von Methergin®-Gabe.

Modalitäten

V warmes Zudecken

B Kälte, Aufdecken

Potenzwahl C 30

Sepia • Sep (Tintenfischtinte)

Erscheinungsbild Intellektuelle, eher emotionslose junge Mutter (brünett), die erlöst scheint von der Schwangerschaft und Kind; sie hat ihre Freiheit verloren und bemitleidet sich.

Leitsymptome Senkung; Beziehungskrise; chronische Scheideninfektionen; Rückbildungsstörungen mit kräftigen Nach-

wehen im Rücken; Zustand nach Frühgeburt; möchte gern ein heißes Vollbad nehmen.
Modalitäten
V morgens, abends
B Saures, Bewegung, Musik
Potenzwahl   C 30, C 200

Rückbildung, physiologische

Die Gebärmutterrückbildung kann recht individuell verlaufen, wie beim täglichen Wochenbettbesuch zu beobachten ist. Homöopathie unterstützt einen reibungslosen Verlauf.

Häufige Arzneien: **Arnica montana, Pulsatilla**

Arnica montana • Arn (Bergwohlverleih)
DAS Mittel post partum zur Unterstützung einer physiologischen Rückbildung und Wundheilung!
Leitsymptome Folge von körperlicher Überanstrengung, anstrengender Geburt.
Modalitäten
V morgens, nach Bettruhe, Bewegung, Anstrengung
B Liegen, Kopf tief
Potenzwahl   2 x täglich C 6
C 30 nach der Geburt und dann die ersten 3 Tage jeweils 1 x verkläppert
einmalig C 200

Pulsatilla • Puls (Küchenschelle)
Typisches Mittel für die Zeit während Milcheinschuss mit allen Begleiterscheinungen.
Erscheinungsbild Glückliche, strahlende Wöchnerin (blond), wechselhaft, weinerlich, braucht Zuwendung und Trost.
Leitsymptome Frischluftverlangen.

Modalitäten
V   Alleinsein; morgens und abends
B   Trost
Potenzwahl
C 6 2 x täglich
C 30 einmalig nur bei einer Wöchnerin, die bereits reichlich Muttermilch hat
C 200 einmalig; wenn Besserung nur kurz anhält, noch 1 x verkläppert wiederholen
Cave: in tiefer Potenz milchreduzierend!

Rückbildung, pathologische

Je früher Störungen erkannt werden, desto hilfreicher sind, neben anderen üblichen Maßnahmen, homöopathische Arzneien. So kann ein Wochenflussstau oder gar eine Infektion vermieden werden, wobei hier ein besonderes Augenmerk auf den Wochenfluss gerichtet und kontrolliert werden muss, ob dieser zu wenig oder zu reichlich fließt oder gar bereits ein Stau vorliegt. Bei den homöopathischen Arzneien ist auf die Wahl der geeigneten Potenz zu achten.

Repertorisationsrubriken
Graf (T. 8):   Wochenbett und die Zeit danach, Atonia uteri –
                S. 81
                Wochenbett und die Zeit danach, Mal involutio
                uteri – S. 84
Murphy: keine Angaben

Zu geringer Wochenfluss
Insbesondere an den Tagen des Milcheinschusses kommt es gerne zu einer Reduzierung des Wochenflusses. Hier gilt es wieder mit guter Beobachtungsgabe zu erkennen, wo die Normalität endet, die Pathologie zu beginnen droht und deshalb vorher mit Homöopathie die Weiche gestellt werden kann.

Wiederkehrende Arzneien **(häufige): Arnica montana**, **Bellis perennis**, Nux vomica, **Pulsatilla**, Sepia

Repertorisationsrubriken

Graf (T. 8):   Wochenbett und die Zeit danach, Lochien – S. 83 f.
Murphy: Schwangerschaft, Wochenbett, Lochien spärlich –
               S. 1896
               Schwangerschaft, Wochenbett, Lochien – S. 1895 f.

Arnica montana • Arn (Bergwohlverleih)

Ist wie unter der physiologischen Rückbildung (s. o.) beschrieben das Mittel der Wahl im Wochenbett und muss jetzt wiederholt werden.

Wenn C 6 Gaben bereits erfolgt sind, dann jetzt C 30 oder C 200, beide Potenzen können bei Bedarf am folgenden Tag wiederholt werden.

Bellis perennis • Bell-p (Gänseblümchen)

Die Arnika der Gebärmutter, »das homöopathische Methergin®«.
Leitsymptome Wundheitsgefühl im kleinen Becken; nach allen Traumen der Gebärmutter wie Zervixriss, Nachcurettage wegen unvollständiger Plazenta, manueller Lösung etc.; innere Hämatome.
Modalitäten
V   jede Berührung, Ruhe, Liegen
B   Druck, Beine anziehen, kühle Auflagen
Potenzwahl   D 6 bei hoch stehendem Uterus
C 6 bei normalem Uterusfundus

Nux vomica • Nux-v (Brechnuss)

Erscheinungsbild Überreaktion selbst auf kleinen Anlass, neigt zum »Aus-der-Haut-Fahren« und benutzt dabei eher ordinären Wortschatz.

Leitsymptome   Folge von Stress, Medikamenten, Narkose; Druck auf den Enddarm.
Modalitäten
V morgens, 4.00/16.00 Uhr, Zugluft
B Ruhe, ungestörter Schlaf
Potenzwahl   C 6, C 30, C 200

Pulsatilla • Puls (Küchenschelle)
Typisches Mittel für die Zeit während Milcheinschuss mit allen Begleiterscheinungen.
Erscheinungsbild   Glückliche, strahlende Wöchnerin (blond), wechselhaft, weinerlich, braucht Zuwendung und Trost.
Leitsymptome   Durstlos; braucht frische Luft.
Modalitäten
V Alleinsein; morgens und abends
B Trost
Potenzwahl   C 30, C 200
Cave: in tiefer Potenz milchreduzierend!

Sepia • Sep (Tintenfischtinte)
Erscheinungsbild   Intellektuelle, eher emotionslose junge Mutter, die erlöst scheint von Schwangerschaft und Kind; hat ihre Freiheit verloren und bemitleidet sich; empfand die Geburt als Demütigung.
Leitsymptome   Senkung post partum; Nierenthemen in der Anamnese; Beziehungskrise; Zustand nach Frühgeburt.
Modalitäten
V morgens, abends, durch Kälte
B Wärme, heißes Bad, Saures, Bewegung, Musik
Potenzwahl   C 30, C 200
Cave: Uterusfundus ist nur nach Bettruhe hoch tastbar. Nach dem Aufstehen kann er einen normalen Höhenstand aufweisen, auf Grund einer ausgeprägten Senkung. Erkennbar am starken Druckgefühl auf den Beckenboden im Stehen.

Zu starker Wochenfluss

Bei einer starken Blutung im Wochenbett muss schnell gehandelt werden, nur dann kann mit homöopathischen Mitteln eine atonische Nachblutung vermieden werden. Das heißt, die hierbei geeigneten Arzneimittel müssen unbedingt bekannt sein (s. auch Blutungen im Kapitel Geburt, S. 118 – 121, und Tabellen, S. 218 – 223). Erfahrungsgemäß kommt es jedoch im Wochenbett nicht so schnell zu einer akuten, bedrohlichen Blutung und so findet die Homöopathie eher Anwendung als bei postpartalen pathologischen Blutungen.

> Wiederkehrende Arzneien **(häufige):** Arnica montana, **Belladonna**, China, Coffea, Ferrum phosphoricum, Hamamelis, **Millefolium, Phosphor, Sabina, Secale**

Repertorisationsrubriken

Graf (T. 8): Wochenbett und die Zeit danach, Lochien – S. 83 f.

Murphy: Schwangerschaft, Wochenbett, Lochien reichlich – S. 1896

Schwangerschaft, Wochenbett, Lochien – S. 1895 f.

Weibliche Genitalien, Metrorrhagie, Entbindung, während und nach der – S. 2119

Arnica montana • Arn (Bergwohlverleih)

DAS Mittel post partum zur Unterstützung einer physiologischen Rückbildung und Wundheilung!

Leitsymptome Folge von körperlicher Überanstrengung, anstrengende Geburt.

Modalitäten

V morgens, nach Bettruhe, Bewegung

B Liegen

Potenzwahl wenn C 6 bereits erfolgt, jetzt C 30 oder C 200

Belladonna • Bell (Tollkirsche)
Erscheinungsbild Temperamentvolle, verärgerte und empfindliche Frau mit großen Pupillen.
Leitsymptome Folge von Sonneneinstrahlung; plötzlich aufgetretenes Fieber; Bluthochdruck mit Stirnkopfschmerz; Uteruskantenschmerz; kein Durst trotz Fieber.
Modalitäten
V Mitternacht, beim Hinlegen, Berührung
B halb aufrechtes Schlafen
Potenzwahl C 30, C 200

China • Chin (Chinarinde)
DAS Mittel in Folge von Säfteverlust.
Erscheinungsbild Eine eher introvertierte, nörgelnde, tagsüber müde Frau, die Anteilnahme braucht.
Leitsymptome Folge von Blutverlust; Frieren und Schwitzen nachts; Heißhunger nachts, tags appetitlos; Verlangen nach süßen, sauren und würzigen Speisen; Periodizität: Verschlechterung alle 2 Tage.
Modalitäten
V Zugluft, Nebel, Stillen (da weiterer »Säfteverlust«)
B Wärme, Sichkrümmen, starker Druck
Potenzwahl C 30

Coffea • Coff (Kaffeebohne)
Erscheinungsbild Eine euphorische und ideenreiche Wöchnerin mit nervöser Reizbarkeit.
Leitsymptome Folge von Euphorie – außer sich vor Freude über die Geburt; kräftige Nachwehen; Kopfschmerz wie ein Nagel im Kopf (einseitig).
Modalitäten
V Schmerzmittel, kalte Luft, nachts
B Wärme, Liegen
Potenzwahl 3 x täglich C 6
C 30, C 200

Ferrum phosphoricum • Ferr-p (Eisenphosphat)
Erscheinungsbild Fröhliche, juvenile Frau mit Pseudople-thora.

Leitsymptome Folge von Sonnenhitze; neigt zum Erröten, Schwindel; hat das Gefühl alles drängt nach unten; empfind-liche Vagina; will keine Untersuchung; extreme Schwäche mit weichem, raschem Puls; Nasenbluten.

Modalitäten
V Nachtschweiß gegen 4.00 Uhr
B kalte Anwendungen
Potenzwahl   3 x täglich C 6
C 30, C 200

Hamamelis • Ham (Zaubernuss)
Leitsymptome Dunkle Blutung; entzündliche Varizen, auch Vulvavarizen, Hämorrhoiden.

Modalitäten
V tagsüber, warme, feuchte Luft
B Ruhe
Potenzwahl   C 6

Millefolium • Mill (Schafgarbe)
Folgt auf Arnica montana.

Erscheinungsbild Frau wirkt benommen, Denken fällt schwer, schnell gereizt bis hysterisch. In der Schwangerschaft hatte sie schmerzhafte Varizen.

Leitsymptome Folge von Überanstrengung; hellrote, schmerzlose Blutung trotz guter Nachwehen; kann von Fieber begleitet sein.

Modalitäten
V heftige Anstrengung, Kaffee, abends und nachts
B tagsüber
Potenzwahl   C 6, bei akuter Blutung in kurzen Abständen (stündlich)
C 30

Phosphor • Phos (Gelber Phosphor)

Erscheinungsbild   Schlanke, freundliche, gutaussehende, lebenslustige Frau, liebt leuchtende Farben.

Leitsymptome   Hellrote Blutung mit Beginn bei Gewitter; Frau ist deswegen aber nicht unbedingt in Sorge; »Phosphor blutet gern«, aber Situation darf nicht unterschätzt werden!

Modalitäten

V Alleinsein, warme Getränke und Nahrung, Liegen links

B kalte Getränke, kalte Auflagen

Potenzwahl   C 30, wenn Blutung nicht besser verkläppert in kurzen Abständen (stündlich)

Sabina • Sabin (Sadebaum)

Bewährt bei Verdacht auf Plazentareste.

Erscheinungsbild   Gereizte, nicht zum Reden aufgelegte Wöchnerin.

Leitsymptome   Hellrote Blutung, großklumpig wie Leberstücke; empfindlich auf Musik und Geräusche.

Modalitäten

V geringste Bewegung, nachts

B mäßige Bewegung an frischer Luft, Kaltwerden, Druck

Potenzwahl   C 30, wenn Blutung nicht besser weiter verkläppert schluckweise in kurzen Abständen (stündlich)

Secale • Sec (Mutterkorn)

Erscheinungsbild   Hagere, geschwächte Mehrgebärende mit schlaffer Haut und blassem Gesicht.

Leitsymptome   Folge von Methergin®-Gabe; dunkle, passive, wässrige Blutung– wie Tinte; kräftige oder gar keine Nachwehen.

Modalitäten

V warmes Zudecken

B Kälte, Aufdecken

Potenzwahl   C 30 bei zu kräftigen Nachwehen

C 6 bei fehlenden Nachwehen

Cave: potenzabhängige Arznei!

Lochialstau

Ist ein Lochialstau eingetreten, gilt es im ganzheitlichen Sinne zu handeln und neben üblichen Maßnahmen wie häufiges Anlegen, heiße Sitzbäder und Bewegung das homöopathische Simile zu finden. Bei einigen Arzneien muss dabei ganz besonders auf die Potenz geachtet werden.

Die gebräuchlichsten und **häufigsten** sind: Belladonna, **Bellis perennis,** Lachesis muta, **Pulsatilla, Sepia**

Repertorisationsrubriken

Graf (T. 8):   Wochenbett und die Zeit danach, Lochien – S. 83 f.

Murphy: Schwangerschaft, Wochenbett, Lochien – S. 1895 f.

Belladonna • Bell (Tollkirsche)

Erscheinungsbild   Temperamentvolle, verärgerte und empfindliche Frau mit großen Pupillen.

Leitsymptome   Plötzlich aufgetretenes Fieber; Bluthochdruck mit Stirnkopfschmerz; Uteruskantenschmerz; Folge von Sonneneinstrahlung.

Modalitäten

V Mitternacht, beim Hinlegen

B halb aufrechtes Schlafen

Potenzwahl   C 30, C 200

Bellis perennis • Bell-p (Gänseblümchen)

Die Arnika der Gebärmutter, »das homöopathische Methergin®«.

Leitsymptome   Wundheitsgefühl im kleinen Becken; nach allen Traumen der Gebärmutter wie Zervixriss, Nachcurettage wegen unvollständiger Plazenta, manueller Lösung etc.

Modalitäten
V jede Berührung, Ruhe, Liegen
B Druck, Beine anziehen, kühle Auflagen
Potenzwahl D 6 bei hoch stehendem Uterus, schlechter Kontraktion
C 6 bei normalem Uterusfundus und weicher Konsistenz
C 30 bei gut kontrahiertem Uterus

Lachesis muta • Lach (Buschmeisterschlange)

Erscheinungsbild Redselige, temperamentvolle Frau trotz Fieber.
Leitsymptome Rasch aufgetretenes Fieber mit berstendem, hämmerndem Kopfschmerz; kann nichts am Hals ertragen; schläft in die Verschlimmerung hinein; venös gestaut.
Modalitäten
V nach dem Schlaf, Berührung
B Wärme, jede Form von Ausscheidung
Potenzwahl C 30, C 200

Pulsatilla • Puls (Küchenschelle)

Typisches Mittel für die Zeit während Milcheinschuss mit allen Begleiterscheinungen.
Erscheinungsbild Glückliche Wöchnerin (blond), wechselhaft, weinerlich, braucht Zuwendung und Trost; möchte eigentlich hören, dass alles nicht so schlimm ist; statt Muttermilch und Wochenfluss fließen Tränen.
Leitsymptome Durstlos; braucht frische Luft.
Modalitäten
V Alleinsein; morgens und abends
B Trost
Potenzwahl C 30, C 200
Cave: in tiefer Potenz milchreduzierend!

Sepia • Sep (Tintenfischtinte)

Erscheinungsbild Intellektuelle, eher emotionslose junge Mutter, die erlöst scheint von Schwangerschaft und Kind;

hat ihre Freiheit verloren und bemitleidet sich; empfand die Geburt als Demütigung.

Leitsymptome Senkung post partum; Rückenschmerzen (Retroflexio uteri); Nierenthemen in der Anamnese; Beziehungskrise.

Modalitäten

V morgens, abends, durch Kälte

B Wärme, heißes Bad, Saures, Bewegung, Musik

Potenzwahl C 30, C 200

Schwäche

Post partum kommt es häufig zu Schwächezuständen infolge einer anstrengenden Geburt oder großem Blutverlust. In den späteren Wochen werden Schwächezustände oftmals nicht erkannt, sind aber ernst zu nehmen, da daraus auch psychische Probleme entstehen können. Das Umfeld erkennt den ernsten Zustand oft spät, da das Kind die Mutter ständig fordert und unausgeschlafene Mütter »normal« sind. Die junge Mutter von heute neigt zudem dazu, zu früh zum Fitnesstraining und sonstigen Kursen zu eilen. Sie selbst wie der Partner erkennen oft erst am Milchmangel, an Schweißausbrüchen und immer häufigeren Stimmungsschwankungen, dass sie sich übernommen hat. Stillen ist eine äußerst kräftezehrende Arbeit, die neben dem 24-Stunden-Beruf als Mutter häufig unterschätzt wird.

Wiederkehrende Arzneien **(häufige): Arnica montana**, Calcium carbonicum, **Calcium phosphoricum**, **China**, **Ferrum phosphoricum**, Magnesium carbonicum, Phosphor, **Sepia**

Repertorisationsrubriken
Graf (T. 8):   Wochenbett und die Zeit danach, Schwäche –
                      S. 86
Murphy: Schwäche, Entbindung, nach – S. 1876

Arnica montana • Arn (Bergwohlverleih)
Erscheinungsbild Lange Stillzeit und viele anstrengende Nächte; Mehrfachmütter.
Leitsymptome Folge von körperlicher Überanstrengung; fühlt sich morgens gerädert und wie zerschlagen.
Modalitäten
V morgens, nach Bettruhe, Bewegung
B Liegen
Potenzwahl   C 6, C 30, C 200

Calcium carbonicum • Calc (Austernschalenkalk)
Erscheinungsbild Gutmütige, glückliche, besorgte Mutter.
Leitsymptome Erschöpft durch lange Stillzeit; reichlich Milchfluss; schnell erschöpft mit Schweißausbrüchen; Schwitzen in den Hautfalten.
Modalitäten
V Nässe, Kälte, Wetterwechsel
B Wärme in jeder Form
Potenzwahl   C 6, C 30, C 200

Calcium phosphoricum • Calc-p (Apatit, Kalziumphosphat)
Erscheinungsbild Nervöse, hagere (dunkle) Frau, blass, abgemagert und erschöpft; wirkt unzufrieden; Mutter mehrerer Kinder oder nach Zwillingsgeburt.
Leitsymptome Ständig müde mit Seufzen und Gähnen; ständig kalte Füße bis zum Knie; Verlangen nach Gewürztem und Salzigem.
Modalitäten
V jede Anstrengung, Wetterwechsel, Luftzug
B Ruhe, Liegen, Wärme, Sommer
Potenzwahl   C 6, C 30, C 200

China • Chin (Chinarinde)

Erscheinungsbild Schwache, blasse ausgezehrte Frau mit blauen Augenringen; introvertiert, nörgelnd, tagsüber müde; braucht Anteilnahme.

Leitsymptome Folge von zu reichlichem Blutverlust oder Milchproduktion; neigt zur Ohnmacht; friert, fühlt sich minderwertig, ist sensibel und sensitiv für ihre Umgebung; spricht nur mit den Personen, die sie verstehen – ansonsten zieht sie sich zurück, sperrt sich ein; nachts heißhungrig, tagsüber appetitlos.

Modalitäten
V Berührung, Kälte, Nebel
B Wärme
Potenzwahl C 6, C 30, C 200

Ferrum phosphoricum • Ferr-p (Eisenphosphat)

Erscheinungsbild Fröhliche, juvenile Frau mit Pseudoplethora.

Leitsymptome Neigt zum Erröten, Schwindel, extremer Schwäche mit weichem, raschem Puls; Folge von Sonnenhitze; Nasenbluten.

Modalitäten
V Nachtschweiß 4.00 Uhr
B kalte Anwendungen
Potenzwahl C 6, C 30

Magnesium carbonicum • Mag-c (Magnesiumcarbonat)

Erscheinungsbild Frau weint viel – es scheint ihr das Glücksgefühl zu fehlen; gereizte, genervte Frau mit finanziellen Sorgen.

Leitsymptome Tagsüber müde, nachts wach ab 3.00 Uhr; Neigung zu Magenkrämpfen, Schweißausbrüchen und Durchfällen; gelber Zungenbelag; ist sauer, stößt sauer auf, riecht sauer und leidet an Übersäuerung; Abneigung gegen Gemüse.

Modalitäten
V Ruhe, morgens 3.00–5.00 Uhr, Berührung
B im Freien, Bewegung, Wärme, abends
Potenzwahl C 6, C 30

Phosphor • Phos (Gelber Phosphor)

Erscheinungsbild Schlanke, freundliche, gut aussehende, lebenslustige Frau, trägt leuchtende Farben.
Leitsymptome Plötzlich auftretende Schwäche; sensibel für atmosphärische Schwingungen; eiskalte Hände und Füße, Kopf schnell erhitzt und errötet; Verlangen nach Salz, Coca-Cola, Süßem, Eis und Fisch.
Modalitäten
V allein, warme Getränke und Nahrung, Liegen links
B kalte Getränke, kalte Auflagen
Potenzwahl C 30

Sepia • Sep (Tintenfischtinte)

Erscheinungsbild Intellektuelle, sensible Frau (brünett), die ihren Mann steht; hohe Ansprüche an sich selbst, will alles gut machen; hat bereits neue Pläne.
Leitsymptome Erschöpfungsdepressionen; Beziehungsprobleme; will sich beweisen, dass sie stillen kann.
Modalitäten
V morgens, abends, durch Kälte.
B Wärme, heißes Bad, Saures, Bewegung, Musik.
Potenzwahl C 6, C 30

Komplexmittel:
Aufbaumittel Stadelmann, s. Kapitel Schwangerschaft, S. 39.

Stimmungstief – Babyblues

Manifeste Wochenbettspsychosen und -depressionen benötigen profundes Wissen in der Homöopathie und werden von Hebammen ohnehin nur begleitend betreut. Die unten aufgeführten Arzneien sind nur eine ganz kleine Auswahl, um insbesondere bei Verdacht auf eine Störung oder in Akutfällen Hilfe anzubieten. Bei tiefgreifenden psychischen Störungen lohnt sich zum Wohle der Wöchnerin der Austausch und die Zusammenarbeit mit homöopathisch erfahrenen Medizinern und Heilpraktikern. Die Hebamme kann wichtige Einblicke ins vorausgegangene Geschehen an die Therapeuten weitergeben und hat meist auch das Vertrauen der Familie.

> Wiederkehrende Arzneien **(häufige):** Aurum metallicum, **Ignatia**, Kalium carbonicum, Lycopodium, **Natrium muriaticum**, **Platinum**, **Pulsatilla**, Sepia, Zincum metallicum

Repertorisationsrubriken

Graf (T. 8):   Wochenbett und die Zeit danach, Schwermut – S. 86

Wochenbett und die Zeit danach, Psychose im Wochenbett – S. 86

Wochenbett und die Zeit danach, Manie, Geisteserregung übersteigert – S. 84

Wochenbett und die Zeit danach, Traurigkeit – S. 87

Murphy: Gemüt, Schwermut, Entbindung, nach – S. 754

Gemüt, Schwermut – S. 753–757

Besondere, auffallende Symptome müssen grundsätzlich repertorisiert werden!

Aurum metallicum • Aur (Gold)

Erscheinungsbild   Frau wirkt in ihrer gesamten Erscheinung, insbesondere ihrem Gemüt schwer. Die Krise begann durch Schlafstörungen; sie kann ihrem hohen Anspruch nicht gerecht werden; sie droht mit dem Todessprung aus dem Fenster.

Leitsymptome   Depression in Folge von Kummer; beständiger Fleiß, empfindlich für Misserfolg und Widerspruch; macht sich Selbstvorwürfe, nicht zu genügen, Fehler zu machen; neigt zu Herzarrhythmien, Zornesausbrüchen; Blutwallungen im Kopf, möchte wieder Mensblutung haben. Betet intensiv und freundet sich mit dem Tod an.

Modalitäten
V nachts (Suizidneigung), von Sonnenuntergang bis -aufgang.
B frische Luft
Potenzwahl   C 30, C 200

Ignatia • Ign (Ignatiusbohne)

Erscheinungsbild   Oberflächlich und widersprüchlich wirkende, kritikempfindliche Frau, die hyperemotional reagiert.

Leitsymptome   Folge von Verlust eines geliebten Menschen (Tod) im Wochenbett; Depression in Folge von seelischem Trauma – Zustand nach Totgeburt; Kloßgefühl im Hals; weint (kontrolliert) beim Erzählen; Herzklopfen.

Modalitäten
V morgens, nach Kaffee, Trost.
B durch Essen, Wärme, Ablenkung
Potenzwahl   C 30, C 200

Kalium carbonicum • Kali-c (Pottasche)

Erscheinungsbild   Kontrollierte, beinahe sture, dogmatische und unnahbare Frau mit eher blassem Aussehen; sie ist im Widerspruch mit sich selbst.

Leitsymptome   Weint, wenn sie allein ist und bei unerklärlicher Niedergeschlagenheit; hält sich für krank oder gesünder als sie ist; erschreckt leicht beim Einschlafen; Rückenschmerzen wie abgebrochen.

Modalitäten
V 2.00–4.00 Uhr, Trost
B bei warmem Wetter
Potenzwahl C 30

Lycopodium • Lyc (Bärlapp)

Erscheinungsbild Älter aussehende Frau, graues Erscheinungsbild mit diktatorischem Gehabe und Minderwertigkeitsgefühl; will alles genau wissen, woher die Information kommt,
ob das alles rechtens ist.
Leitsymptome Gedächtnis- und Konzentrationsschwäche,
macht Rechtschreibfehler, hat Sorgen um die Zukunft: »wie soll
das alles weitergehen«; nachts Herzklopfen und morgens zorniges, misslauniges Erwachen; neigt zu Blähungen und Varizen.
Modalitäten
V nachmittags, 16.00–20.00 Uhr
B nach Mitternacht, Bewegung
Potenzwahl C 30, C 200

Natrium muriaticum • Nat-m (Meersalz)

Erscheinungsbild Intellektuelle, zurückhaltende, reservierte
Frau, dunkle Haare und dunkle Haut, neigt zum Hypertonus.
Leitsymptome Weint kontrolliert, will keinen Trost; ent-
schuldigt sich, dass sie Hilfe braucht; Verlangen nach Salz; Riss
in der Unterlippe, neigt zu Herpes; krampfhaftes Augenlid-
schließen; Schwindel, Herzklopfen.
Modalitäten
V 10.00–14.00 Uhr, Hitze, Trost, Musik
B im Freien, kaltes Bad
Potenzwahl C 30, C 200

Platinum • Plat (Platin)

Erscheinungsbild Exzentrische, oftmals bekannte, extrovertierte, redegewandte, eher hagere Persönlichkeit; Frau wirkt
hysterisch, theatralisch: »keiner versteht mich«.
Leitsymptome Kann keine Treppe hinabsteigen; zu Hause

hat sich alles verändert (seit Klinikaufenthalt); früh wieder sexuelle Bedürfnisse; Aufregung mit Zittern; abgöttische Liebe wechselt mit Drang, dem Kind etwas anzutun.

Modalitäten

V nachts, Ruhe, Kaffee

B Bewegung im Freien

Potenzwahl C 30, C 200

Pulsatilla • Puls (Küchenschelle)

Typisches Mittel für die Zeit während hormoneller Schwankungen.

Erscheinungsbild Weinerliche Wöchnerin (blond), sehr wechselhaft in der Stimmung, braucht ständig Zuwendung und Trost; möchte dass Mann/Mutter immer da sind.

Leitsymptome Furcht, nicht liebenswert zu sein (Figurprobleme im Wochenbett); schnell beleidigt und eifersüchtig; braucht frische Luft; Wollkleidung erzeugt Ausschlag und Juckreiz.

Modalitäten

V Alleinsein; morgens und abends

B Trost

Potenzwahl C 30, C 200

Cave: in tiefer Potenz milchreduzierend!

Sepia • Sep (Tintenfischtinte)

Erscheinungsbild Intelligente, erfolgreiche Frau (brünett), eher emotionslose junge Mutter, die erlöst scheint von Schwangerschaft und Kind; hat ihre Freiheit verloren und bemitleidet sich; empfand die Geburt als Demütigung. Beziehungsprobleme, will allein sein, lebt nicht mit ihrem Partner in einem Haushalt; hat bereits neue Geschäftspläne.

Leitsymptome Hohe Ansprüche an sich selbst, braucht Bestätigung durch berufliche Erfolge; depressiv, wenn nur zu Hause; Stimmungsschwankungen; Senkungsgefühl; lehnt Sexualität ab; sorgt dafür, dass ihr Kind gut versorgt wird; hat wiederkehrende Brustknoten – muss deshalb abstillen.

Modalitäten
V morgens, abends, durch Kälte.
B Wärme, heißes Bad, Saures, Bewegung, Musik.
Potenzwahl C 6, C 30, C 200

Zincum metallicum • Zinc (Zink)
Erscheinungsbild Frau wirkt nervös und geisteskrank; küsst und umarmt alle Menschen; hält sich mit Muskelzittern wach und hat Verspannungen im Schlaf (Zähneknirschen).
Leitsymptome Folge von unterdrückenden Maßnahmen (Beruhigungsmittel, Psychopharmaka); Wechsel zwischen erschöpfter Depression und aufgeregter Reizbarkeit; empfindlich auf Lärm; vergesslich, wiederholt sich; starkes sexuelles Verlangen; Schwäche und Heißhunger (Achtung: Diabetesneigung!); kann nicht stillstehen, Beine müssen in Bewegung sein; Ameisenlaufen in den Beinen, empfindliche Fußsohlen; Abneigung gegen Fleisch, Fisch, Süßes.
Modalitäten
V abends, durch Entblößen
B morgens, im Freien, nach Entleerungen
Potenzwahl C 30, C 200

Wundheilung

Dass die Wundheilung grundsätzlich mehrere Tage bis Wochen benötigt, ist normal. Da es sich jedoch um Wunden im Intimbereich handelt, darf die Psyche nicht außer Acht gelassen werden. Neben heilungsunterstützenden Maßnahmen sind für die Wöchnerin aber auch Bettruhe und Schonung wichtig. Zur Verwendung kommen hier einige bewährte Arzneien aus der Phyto-Homöopathie, die vorangegangene Gabe von Arnica montana wird vorausgesetzt.

Wiederkehrende Arzneien **(häufige): Calendula, Causticum, Hypericum,** Ruta, **Staphisagria, Symphytum**

Repertorisationsrubriken
Graf (T. 8)   keine Angaben
Murphy: Klinisches, Wunden – S. 1246

Calendula • Calen (Ringelblume)
Die bewährte Arznei bei gerötetem Wundrand.
Erscheinungsbild   Neigt zu Entzündungen.
Leitsymptome   Gerötete, entzündete, schmerzhafte und schlecht heilende Wunde.
Modalitäten
V abends, schweres, bewölktes Wetter
B vollkommen still liegen, Umhergehen, Wärme
Potenzwahl   C 6

Causticum • Caust (Hahnemanns Ätzkalk)
DAS Mittel bei sekundärer Heilung.
Erscheinungsbild   Von der Geburt geschwächte Frau mit mitleiderregendem Aussehen, scheint wie vom Leid angezogen zu werden; ausgeprägtes Gerechtigkeitsempfinden.
Leitsymptome   Folge von traumatischer Geburt; Folge von gefühlsbelastendem Konflikt; sekundäre Wundheilung; tief klaffende, mitleiderregende Wunde.
Modalitäten
V 2.00–4.00 Uhr
B Wärme, feuchtes nasses Wetter
Potenzwahl   C 6, C 30

Hypericum • Hyper (Johanniskraut)
Bewährte Arznei bei Nervenschmerz.
Erscheinungsbild Frau ist genervt über den Wund-
schmerz.
Leitsymptome Verletzung oder Überdehnung des Steiß-
beins; Nervenverletzung, Nervendehnung nach Kaiserschnitt;
nach Reizung der Hirnhäute z. B. durch PDA mit Liquorleck.
Modalitäten
V Bewegung, Erschütterung, Berührung, Druck
B ruhig liegen
Potenzwahl C 6

Ruta • Ruta (Weinraute)
Bewährte Arznei im Wechsel mit Symphytum.
Leitsymptome Nach Steißbeinverletzung, Verstauchung,
Gelenkverletzung, Zerrung des Sehnenansatzes.
Modalitäten
V Überanstrengung, Heben
B Liegen, Wärme
Potenzwahl C 6

Staphisagria • Staph (Stephanskraut)
Das Mittel der »Geschnittenen«.
Erscheinungsbild Geburt war eine Demütigung für die
Frau, die Seele ist stärker verwundet als der Körper; Frau fühlte
sich dem Geschehen ausgeliefert.
Leitsymptome Folge von traumatischem Geburtserlebnis
mit Dammschnitt oder Sectio; heftiger, stechender Bauch-
schmerz mit Kolik nach Sectio. Wundheilungsstörung; Juck-
reiz, der den Ort wechselt in der Umgebung des Schnittes;
Blasenschmerzen und Harnwegsinfekt post partum.
Modalitäten
V Ärger, Kummer, Empörung
B kurzer Mittagsschlaf, Wärme
Potenzwahl C 6, C 30

Symphytum • Symph (Beinwell)
Bewährte Arznei bei tiefer, klaffender Wunde.
Leitsymptome   Sekundäre Wundheilung; Verletzung der Knochenhaut (Periost); Nervenschmerzen; Absicherung des Steißbeins unter der Geburt, Symphysenüberdehnung.
Modalitäten
nichts bekannt
Potenzwahl   C 6

Komplexmittel
Bei Wundheilungsstörungen hat sich Traumeel® in Tablettenform bewährt, es enthält: Arnica montana, Aconitum, Bellis perennis, Belladonna, Chamomilla matricaria, Calendula, Echinacea purpurea, Hepar sulfuris, Hamamelis, Mercurius solubilis, Hypericum, Symphytum und Millefolium in tiefen D-Potenzen. Die Einnahme erfolgt über ca. 10 Tage 3 x täglich.

Weitere Indikationen

Die Indikationen **Fieber, Erkältung** und **Verdauungsprobleme** können im Kapitel Schwangerschaft (S. 36 – 107) nachgelesen werden.

Stillzeit

Alle Formen von Stillhindernissen und -beschwerden müssen
ernst genommen und unabhängig von der Tages- und Wo-
chenzeit unverzüglich geklärt werden. Es spielt auch keine
Rolle, wie alt das Kind ist: die stillende Frau braucht auf jeden
Fall Hilfe. Steht sie kurz vor der Entlassung aus der Klinik, muss
für einen Hausbesuch durch die Hebamme gesorgt werden,
das Gleiche gilt während der gesamten Stillzeit. Gemeinsam
mit der stillenden Mutter muss überlegt werden, wie sich das
Problem mit allen zur Verfügung stehenden Möglichkeiten
lösen lässt, um ein schmerzfreies und freudvolles Weiterstillen
zu ermöglichen. Dass bei allen Maßnahmen immer auf eine
ausreichende Nahrungsversorgung des Kindes zu achten ist,
versteht sich von selbst. Außerdem sollte immer für ausreichend Ruhe und Erholung der Wöchnerin gesorgt werden,
gegebenenfalls kann also auch eine Familienhilfe erforderlich
sein.

Eine wirklich ganzheitliche Sicht auf die jeweilige Problematik ergibt sich oft erst mithilfe der Homöopathie. Die homöopathisch erfahrene Hebamme oder Kinderkrankenschwester wird
im Gespräch mit der Mutter schnell die Ursache (Causa) der
Erkrankung heraushören. Aus der Indikation für das homöopathische Mittel (z. B. Aconitum: Milchstau durch kalten Wind)
ergibt sich dann neben der Arznei nicht selten auch noch ein
Ratschlag für die Stillende wie z. B.: »Denken Sie bei kaltem
Wind immer daran, die Brüste mit einem Baumwoll- oder Woll-
tuch warm einzupacken!« Ein solcher Rat mag sich manchmal
altmodisch anhören, aber die Erfahrung zeigt, dass die Homöopathie mit ihrem kausalen Denken und dem Beachten der
Modalitäten viel Lebensweisheit in sich trägt.

Die Gabe einiger Arzneien wie z. B. Pulsatilla, Phytolacca oder Lac caninum ist stark potenzabhängig, es bedarf deshalb des Fingerspitzengefühls für die richtige *Potenzwahl* und *Häufigkeit der Arzneigabe*, die auch abhängig sein kann von der Sensibilität der Wöchnerin. Frauen, die schon länger in homöopathischer Behandlung sind, reagieren meist schnell. Wie immer gilt die Regel: die Arzneigabe beenden, sobald Besserung eintritt.

Repertorisationsrubriken
Eine grundsätzlich wichtige Rubrik im Repertorium von Robin Murphy ist: Brustdrüsen, Muttermilch, allgemein. Solche Rubriken zeigen auch auf, wie vielfältig die Symptomensammlung sein kann bzw. welche Kriterien bei der Beobachtung und Befragung der Frau infrage kommen können.

Brustwarzenprobleme (Wundheit, Schrunden/Rhagaden)

Wunde Brustwarzen sind nicht nur eine unangenehme, sondern recht schmerzhafte Angelegenheit. Sie müssen unbedingt behandelt werden, vor allem auch, um eine Mastitis zu verhindern. Die Vielzahl der Arzneimittel zeigt die Verschiedenheit der Beschwerden auf.

Wiederkehrende Arzneien **(häufige):** Apis mellifica, Arnica montana, **Calendula**, Castor equi, **Causticum**, Chamomilla matricaria, Dulcamara, Graphites, **Hydrastis canadensis**, **Phellandrium**, **Phytolacca**, Sarsaparilla, Sepia, **Silicea**, **Staphisagria**, **Sulfur** (s. auch Tabelle, S. 228–231)

Repertorisationsrubriken

Graf (T. 8):   Mammae und Stillen, Risse in den Brustwarzen – S. 94

Mammae und Stillen, Wundheit der Brustwarzen – S. 97

Mammae und Stillen, zurückgezogene Brustwarzen – S. 98

Murphy: Brustdrüsen, Risse, Fissuren – S. 416

Brustdrüsen, Schmerz, Brustwarzen – S. 416

Brustdrüsen, stechender Schmerz, Brustwarzen – S. 419

Brustdrüsen, Stillen, Brustwarzen wund und rissig beim Stillen – S. 420

Brustdrüsen, stechender Schmerz wie von Nadeln – S. 420

Brustdrüsen, wund, schmerzend, Brustwarzen – S. 423

Apis mellifica • Apis (Honigbiene)

Erscheinungsbild   Leicht apathisch wirkende, fleißige und rastlose Wöchnerin mit Neigung zu Ödembildung.

Leitsymptome   Folge von »Fleißigkeit« – ständigem Stillen; stechende Schmerzen; Brustwarze glasig rot geschwollen wie überdimensionaler Bienenstich; absolut durstlos; unmotiviertes Lachen, wirkt albern.

Modalitäten

V 16.00–18.00 Uhr, Berührung, Wärme, rechts

B kalte Anwendungen

Potenzwahl   C 6 zu jedem Stillen, C 30

Arnica montana • Arn (Bergwohlverleih)

Erscheinungsbild   Folge von Überanstrengung

Leitsymptome   Empfinden, als wenn Kind ein Hämatom gesaugt hätte; Hämatom vom falschen Gebrauch einer Milchpumpe.

Modalitäten
V morgens, nach Bettruhe, Bewegung
B Liegen
Potenzwahl C6, C30
Hinweis: Wenn Arnica nicht wirkt, Bellis perennis anwenden.

Calendula • Calen (Ringelblume)
Die bewährte Arznei bei leicht geröteten Warzen.
Leitsymptome Neigt zu Entzündungen.
Modalitäten
V abends, schweres, bewölktes Wetter
B vollkommen still Liegen, Umhergehen, Wärme
Potenzwahl C6

Castor equi • Cast-eq (Pferdezehe)
Leitsymptome Rissige, wunde, geschwürige Brustwarzen; gerötete, trockene Areola; heftiges Jucken in der Brust; extreme Berührungsempfindlichkeit auch bei Kleidung; Warzen auf der Brust; Psoriasis.
Modalitäten
nichts bekannt
Potenzwahl C6

Causticum • Caust (Hahnemanns Ätzkalk)
Erscheinungsbild Von der Geburt geschwächte Frau mit Mitleid erregendem Aussehen, scheint wie vom Leid angezogen zu werden; ausgeprägtes Gerechtigkeitsempfinden.
Leitsymptome Folge von traumatischer Geburt; Folge von gefühlsbelastendem Konflikt; wunde, rissige Brustwarzen mit dickem Schorf.
Modalitäten
V 2.00 – 4.00 Uhr
B Wärme, feucht-nasses Wetter
Potenzwahl C6, C30

Chamomilla matricaria • Cham (Feldkamille)

Erscheinungsbild   Frau wirkt hypochondrisch; schickt andere um Hilfe, kann und will es nicht mehr aushalten: »Wer kümmert sich endlich um mich?«

Leitsymptome   Folge von Überreiztheit sämtlicher Sinne; verärgert; leicht blutende Brustwarzen.

Modalitäten
V 21.00 Uhr, Ärger
B aufwendige Zuwendung
Potenzwahl   C 6, C 30

Dulcamara • Dulc (Bittersüßer Nachtschatten)

Erscheinungsbild   Eine rechthaberische, willensstarke Wöchnerin, die empfindlich auf jede Form von Kälte und Nässe reagiert.

Leitsymptome   Folge von Durchnässung; empfindliche wunde Brustwarzen; flache, weiche Warzen auf dem Handrücken.

Modalitäten
V Temperaturwechsel von warm zu kalt
B Wärme, Bewegung
Potenzwahl   C 6, C 30

Graphites • Graph (Reißblei)

Erscheinungsbild   Besorgte, eher übergewichtige Frau, nichts läuft wie geschmiert in ihrem Leben.

Leitsymptome   Wunde, juckende, eher nach innen gezogene Warzen mit Rissen, zähgelbes Wundsekret, honigartig verkrustet; Bläschen auf der Brustwarze, verschwinden beim Saugen, kommen dann wieder; Narben behindern das Stillen; Verlangen nach Bier und Hähnchen.

Modalitäten
V morgens, nachts, Hitze, links
B abends, Essen, Weinen
Potenzwahl   C 6, C 30

Hydrastis canadensis • Hydr (Kanadische Gelbwurz)
Erscheinungsbild   Gedächtnisschwäche, vergesslich und bedrückt wirkend.
Leitsymptome   Wunde, rissige Brustwarzen; Schmerzen hinter der Warze wie von Messerstichen; rechte Mammae schmerzt beim Niesen; eingezogene Brustwarzen; Soor.
Modalitäten
V   Kälte, kalter trockener Wind, Berührung
B   trockenes Wetter, Wärme,
Potenzwahl   C 6, C 30

Phellandrium • Phel (Wasserfenchel)
Erscheinungsbild   Überempfindliche, hagere Frau mit Stimmungsschwankungen.
Leitsymptome   Milchgänge schmerzen unerträglich während, nach und zwischen dem Stillen; stechender Schmerz beim Stillen von der rechten Brustwarze zur rechten Schulter; wunde Warzen mit eitrigen Absonderungen; Milchmenge ist rückläufig: muss aufrecht sitzen; neigt zu Schleimhautreizungen; Verlangen nach sauren Getränken, kalter Milch, Bier.
Modalitäten
V   kalte Jahreszeit, zunehmender Mond, rechts
B   Wärme, Bewegung, Reiben
Potenzwahl   C 6, C 30

Phytolacca • Phyt (Kermesbeere)
DIE potenzabhängige Arznei bei Stillproblemen!
Erscheinungsbild   Gleichgültige Wöchnerin mit Verlust des Feingefühls aufgrund der quälenden Beschwerden.
Leitsymptome   Risse und kleine Ulzera in der Brustwarze, Muttermilch blutig; das Saugen des Kindes schmerzt über den gesamten Körper; Brüste sind hart, knotig und empfindlich.
Modalitäten
V   Spannung in der Atmosphäre, feuchtkaltes Wetter, rechts
B   Wärme, Ruhe, trockenes Wetter

Potenzwahl
Cave: stark potenzabhängige Arznei!
C 6 bei zu reichlich Milch
C 30 bei normaler Milchmenge
C 200 bei eher knapper Milchmenge

Sarsaparilla • Sars (Sarsaparillwurzel)
Erscheinungsbild   Alt aussehende Frau.
Leitsymptome   Eingezogene, rissige, kleine Brustwarzen.
Modalitäten
V   nachts, Berührung, Treppensteigen
B   Entblößen der Brust
Potenzwahl   C 6

Sepia • Sep (Tintenfischtinte)
Erscheinungsbild   Intelligente, erfolgreiche Frau (brünett), hat bereits neue Pläne; will sich beweisen, dass sie stillen kann.
Leitsymptome   Stillt gerne mit Stillhütchen oder pumpt ab; juckende, blutende, wunde Brustwarzen mit stechenden, empfindlichen Schmerzen; braune Flecken auf der Brust; Beziehungsprobleme.
Modalitäten
V   morgens, abends, durch Kälte, Luft; links
B   Wärme, heißes Bad, Saures, Bewegung, Musik
Potenzwahl   C 6, C 30

Silicea • Sil (Kieselerde)
Erscheinungsbild   Schüchterne, intelligente, sensible Frau mit ängstlicher Grundtendenz (hellblond – engelähnlich), die feste Regeln und Strukturen benötigt, aber Kritik nicht verträgt.
Leitsymptome   Neigt zu Obstipation; gerötete, empfindliche, zurückgezogene Brustwarzen; Schmerzen beim Stillen wie von tausend Nadelstichen; Warzen sehr wund, leicht geschwürig, eher eingezogen.

Modalitäten
V   Kälte, Voll- und Neumond, links
B   Wärme generell
Potenzwahl   C 6, C 30

Staphisagria • Staph (Stephanskraut)
Erscheinungsbild   Geburt war eine Demütigung für die Frau.
Leitsymptome   Folge von traumatischem Geburtserlebnis mit Dammschnitt oder Sectio; Riss wie Schnitt in der Brustwarze, äußerst empfindliche Brustwarze; stechende Schmerzen.
Modalitäten
V   Ärger, Kummer, Empörung, links
B   kurzer Mittagsschlaf, Wärme
Potenzwahl   C 6, C 30

Sulfur • Sulf (Schwefel)
Erscheinungsbild   Kontaktfreudige, lebenslustige, ideenreiche, hitzige Chaotin und Langschläferin
Leitsymptome   Neigt zu juckenden Hauterkrankungen mit Eiterungsneigung; Brustwarzen blutig, eitrig wund; Folge von Antibiotikagaben; ausgeprägtes Süßverlangen vormittags; durstig.
Modalitäten
V   Ruhe, Bettwärme
B   trockenes Wetter, Wärme
Potenzwahl   C 6, C 30

Entwöhnung von der Brust – Abstillen

Primäres Abstillen ist mit homöopathischen Arzneien fast unmöglich, da die Homöopathie zur Normalität führt, und die Natur hat vorgesehen, dass eine Wöchnerin stillt. Einen Versuch ist es aber wert. Sekundäres Abstillen verläuft meist unproblematisch, wenn das Kind schon älter ist und bereits feste Kost zu sich nimmt. Kommt es dennoch zu Beschwerden, kann mit der Homöopathie gut reguliert werden.

Wiederkehrende Arzneien **(häufige):** Bryonia, **Lac caninum, Phytolacca,** Pulsatilla

Repertorisationsrubriken

Graf (T. 8):   Mammae und Stillen, Abstillen – S. 87
Murphy: Brustdrüsen, Stillen, abstillen – S. 420

Bryonia • Bry (Zaunrübe)
Erscheinungsbild Berechnende, auf Sicherheit bedachte Frau.
Leitsymptome Brüste gespannt und hart wie Steine durch wiederkehrenden Milcheinschuss; Frau möchte am liebsten die Brüste nicht bewegen oder berühren; trockene Haut, Schleimhaut und Lippen.
Modalitäten
V Bewegung, Berührung
B kalte Auflagen
Potenzwahl C6

Lac caninum • Lac-c (Hundemilch)
Erscheinungsbild Naiv wirkende, juvenile, vergessliche Frau.
Leitsymptome Empfindliche Brustwarzen, muss Stillbüstenhalter tragen; langes Nachträufeln der Milch nach medikamentösem Abstillen, z.B. nach einer Totgeburt oder Fehlgeburt, »die Wolfsnatur in der Frau heult um ihr Junges«.
Modalitäten
V morgens, Alleinsein, Kälte
B Gesellschaft, Bewegung in frischer Luft
Potenzwahl D4 oder D6
Zunächst häufige Arzneigaben in kurzen Abständen, evtl. 2-stündlich, dann 6 x täglich, dann 3 x täglich; beenden, wenn das Spannen der Brüste gering und erträglich ist.

Phytolacca • Phyt (Kermesbeere)
Phyto-homöopathisches Mittel zum Abstillen.
Modalitäten
V Spannung in der Atmosphäre, feuchtkaltes Wetter, rechts
B Wärme, Ruhe, trockenes Wetter
Potenzwahl D 1, D 2
Zunächst häufige Arzneigaben in kurzen Abständen, z. B. 2-stündlich, dann 6 x täglich, dann 3 x täglich; beenden, wenn das Spannen der Brüste gering und erträglich ist. Einnehmen nach Bedarf, aber nicht bedenkenlos, bis »die Flasche leer ist«, denn die Kermesbeere ist eine wirksame phytotherapeutische Pflanze.

Pulsatilla • Puls (Küchenschelle)
Erscheinungsbild Glückliche Mutter, wechselhaft in der Meinung, ob Abstillen gut ist, bzw. traurig, dass Kind nicht mehr gestillt werden will.
Leitsymptome Weinerlich, braucht Zuwendung und Trost; durstlos; braucht frische Luft; typisches Mittel für die Zeit während hormoneller Wechselphasen.
Modalitäten
V Alleinsein; morgens und abends
B Trost
Potenzwahl D 4 oder D 6 oder C 3

Milchstau – Mastitis

Bereits bei den ersten Anzeichen eines Milchstaus sollte die passende Arznei gewählt werden, damit eine Mastitis möglichst gar nicht erst entsteht. Hier wird es sich besonders bewähren, wenn die Frau ihre Hebamme frühzeitig kennengelernt hat, sodass die Stillende von Anfang an gut informiert ist. So können die Weichen gleich richtig gestellt werden, damit sich nach der Geburt möglichst schnell Normalität einstellt. Als ebenso hilfreich wird sich erweisen, die infrage kommenden Arzneimittelbilder gut zu kennen oder Literatur griffbereit zu haben.

Wiederkehrende Arzneien **(häufige): Aconitum, Apis mellifica, Belladonna, Bryonia,** Gelsemium, Hepar sulfuris, **Lac caninum,** Lachesis muta, Mercurius solubilis, **Phytolacca,** Pulsatilla, **Silicea,** Staphisagria, Sulfur (s. auch Tabelle, S. 232–235)

Repertorisationsrubriken

Graf (T. 8):   Mammae und Stillen, Abszess – S. 87
Mammae und Stillen, Knoten der Mammae – S. 91
Mammae und Stillen, Mastitis, Milch – S. 92
Mammae und Stillen, Farbe, Verfärbung der Brüste – S. 89
Mammae und Stillen, Fieber, Milchfieber – S. 89
Mammae und Stillen, Mastitis, Entzündung der Mammae – S. 92

Murphy: Brustdrüsen, Entzündung – S. 410
Brustdrüsen, Knoten – S. 411
Brustdrüsen, Mastitis – S. 413
Brustdrüsen, Schmerz – S. 416
Brustdrüsen, Verfärbungen – S. 422
Brustdrüsen, Verhärtungen – S. 422

Aconitum • Acon (Blauer Eisenhut)

Das erste Mittel bei fieberhafter Mastitis!
Erscheinungsbild   Angst und Panik herrschen vor.
Leitsymptome   Folge von kaltem Wind; plötzliches mitternächtliches Fieber mit trockener Haut bei heißen, festen Brüsten.
Modalitäten
V Mitternacht
B im Freien, Kühle, Ruhe
Potenzwahl   C 30, C 200

Apis mellifica • Apis (Honigbiene)

Erscheinungsbild Leicht apathisch wirkende, fleißige und rastlose Wöchnerin mit Neigung zu Ödembildung.

Leitsymptome Folge von »Fleißigkeit« – ständigem Stillen; stechende Schmerzen; Brust glasig rot geschwollen wie überdimensionaler Bienenstich; absolut durstlos; Schwitzen wechselt mit Trockenheit; unmotiviertes Lachen, wirkt albern.

Modalitäten

V 16.00–18.00, Berührung, Wärme, rechts

B kalte Anwendungen

Potenzwahl C 6 zu jedem Stillen

C 30

Belladonna • Bell (Tollkirsche)

Erscheinungsbild Temperamentvolle Frau mit großen, angsterfüllten Pupillen.

Leitsymptome Folge von Sonneneinstrahlung; plötzliche Schmerzen mit Fieber; roter, scharf begrenzter Quadrant oder Radspeichensyndrom; Stirnkopfschmerz; gibt Durst an, aber trinkt wenig.

Modalitäten

V Mitternacht, Berührung, Kälte

B Wärme, Alleinsein

Potenzwahl C 30, muss meist innerhalb von wenigen Stunden und am Tag darauf wiederholt werden

C 200

Bryonia • Bry (Zaunrübe)

Erscheinungsbild Berechnende, auf Sicherheit bedachte Frau mit enormem Ruhebedürfnis.

Leitsymptome Folge von Ärger und zu vielen Störungen mit gut gemeinten Ratschlägen im Wochenbett; Brüste gespannt und hart wie Steine; mäßiges Fieber; möchte am liebsten die Brüste weder bewegen, noch berühren, noch das Kind anlegen; trockene Haut, Schleimhaut und Lippen.

Modalitäten
V Bewegung, Berührung, Wärme
B kalte, feste Auflagen, absolute Ruhe
Potenzwahl C 30
Hinweis: evtl. mit Phytolacca in Kombination geben.

Gelsemium • Gels (Gelber Jasmin)
Erscheinungsbild Wiederholungserkrankung; müde und distanzierte Frau, die durch vorausgegangene Erfahrung weiß, was kommen kann.
Leitsymptome Frau wirkt apathisch bei subfebriler Temperatur mit nervösem Zittern; Brust zum Platzen gespannt; roter Kopf mit Stirnbandkopfschmerz; alles verschlimmert sich durch schlechte Nachrichten, beim Denken, dass es wieder so wird wie beim vorigen Mal; typische Situationen: Zweitgebärende vor der Entlassung, bevor der Ehemann wieder zur Arbeit muss; vor der Taufe, vor neuen, bekannten Ereignissen.
Modalitäten
V daran Denken, morgens
B Stimulanzien, Wasserlassen, frische Luft, Bewegung
Potenzwahl C 6, C 30

Hepar sulfuris • Hep (Kalkschwefelleber)
Erscheinungsbild Frau reagiert übersteigert mit Ärger und Wut; wirkt hypochondrisch.
Leitsymptome Hochgradig empfindliche Brust; Abszessentwicklung in der Brust droht; stechender brennender Schmerz.
Modalitäten
V Luftzug, Berührung, Entblößen der Brust
B Wärme generell, heiße Anwendungen
Potenzwahl idealerweise ansteigende Potenzen verabreichen:
C 6 3 x zum Stillen
C 12 2 x zum Stillen

C 30 einmalig bei der folgenden Mahlzeit
C 30 verkläppert tags darauf wiederholen
C 200 abschließend einmalig
Bei reifem Abszess: Myristica D 4 zur Eröffnung des Abszesses
in häufigen ½-stündlichen Gaben.

Lac caninum • Lac-c (Hundemilch)

Erscheinungsbild   Naiv wirkende, juvenile, vergessliche Frau; traurig bis depressiv; hat die Trennung von ihrem Kind (Kind in Kinderklinik) noch nicht verarbeitet.

Leitsymptome   Vergesslich; überempfindliche Brustwarzen, hat das Gefühl, die Brust wäre voller harter Klumpen, muss Stillbüstenhalter tragen; hat wiederholt Knoten in der Brust, diese wechseln die Seiten.

Modalitäten

V   morgens, Alleinsein, Kälte, Berührung, geringste Erschütterung, Treppensteigen

B   Gesellschaft, Bewegung an frischer Luft

Potenzwahl

Cave: potenzabhängige Gaben!

D 6 / C 6 bei zu viel Muttermilch, nach jedem Stillen

C 30 bei mangelnder Muttermilch

C 200 bei sehr wenig Milchmenge

Lachesis muta • Lach (Buschmeisterschlange)

Erscheinungsbild   Redselige, temperamentvolle Frau trotz Fieber.

Leitsymptome   Rasch aufgetretenes hohes Fieber mit hämmerndem Brustschmerz und bläulicher Verfärbung; kann nichts am Hals ertragen; schläft in die Verschlimmerung hinein. Kind verweigert die Brust.

Modalitäten

V   nach dem Schlaf, Berührung, links

B   Wärme, jede Form von Ausscheidung

Potenzwahl   C 30, C 200

Mercurius solubilis • Merc (Quecksilber)

Erscheinungsbild   »Quecksilbrige«, misstrauische, krank riechende Wöchnerin mit schlechter Grundstimmung.

Leitsymptome   Nichts scheint zu helfen; mäßiges Fieber; drohende Abszesseiterung, Infiltration; Frau schwitzt, hat üblen Mundgeruch, grauen Zungenbelag mit Zahneindrücken; intensiver Durst auf Kaltes; muss sich ständig zu- und aufdecken.

Modalitäten

V   Temperaturextreme

B   nichts bekannt

Potenzwahl   C 30

Phytolacca • Phyt (Kermesbeere)

DIE potenzabhängige Arznei bei Stillproblemen!

Erscheinungsbild   Gleichgültige Wöchnerin mit Verlust des Feingefühls aufgrund der quälenden Beschwerden.

Leitsymptome   Viele kleine Knoten oder ein entzündeter schmerzhafter Knoten; hohes Fieber wechselt mit Frösteln; das Saugen des Kindes schmerzt über den gesamten Körper; Frau meldet sich und meint, sie habe einen grippalen Infekt mit Gliederschmerzen.

Modalitäten

V   Spannung in der Atmosphäre, feuchtkaltes Wetter, rechts

B   Wärme, Ruhe, trockenes Wetter

Potenzwahl

Cave: stark potenzabhängige Arznei!

D 6 / C 6 bei zu viel Muttermilch, nach jedem Stillen

C 30 bei zu knapper Milchmenge, dann evtl. einige Male zu jeder Stillmahlzeit verkläppert

Pulsatilla • Puls (Küchenschelle)

Erscheinungsbild   Glückliche Wöchnerin, mit wechselhafter Stimmung und extrem trostbedürftig. Sie möchte Partner/ Mutter immer um sich haben, traurig dass Partner wieder arbeitet, die Mutter abgereist ist.

Leitsymptome typisches Mittel für die Zeit während Milcheinschuss mit allen Begleiterscheinungen; Stimmungsschwankungen; durstlos; braucht frische Luft; nachmittags Frösteln, nachts hohes Fieber; alles wechselhaft.

Modalitäten
V Alleinsein; morgens und abends
B Trost

Potenzwahl
Cave: potenzabhängige Gaben!
D 6 / C 6 bei zu viel Muttermilch, nach jedem Stillen
C 30 bei mangelnder Muttermilch
C 200 bei sehr wenig Milchmenge

Silicea • Sil (Kieselerde)

Erscheinungsbild Schüchterne, intelligente, sensible Frau mit ängstlicher Grundtendenz (hellblond – engelähnlich), die feste Regeln und Strukturen benötigt, aber Kritik nicht verträgt; Mangel an Lebenswärme.

Leitsymptome Tendenz zu wenig Muttermilch; neigt zu Obstipation; Schlupfwarzen, diese chronisch entzündet; roter, kalter, harter Knoten, vorwiegend links, bleibt lange nach der Entzündung tastbar.

Modalitäten
V Kälte, Zugluft, Voll- und Neumond
B Wärme generell
Potenzwahl C 6, C 30

Staphisagria • Staph (Stephanskraut)

Erscheinungsbild Geburt war eine Demütigung für die Frau; Folge von traumatischem Geburtserlebnis mit Dammschnitt oder Sectio; Frau weint beim Fragen nach der Ursache.

Leitsymptome Sofort heftiger Schmerz; äußerst empfindliche und wunde Brustwarze, wie ein Schnitt mitten durch die Warze. Beziehungsprobleme und Eifersucht im Wochenbett.

Modalitäten
V Ärger, Kummer, Empörung, links
B kurzer Mittagsschlaf, Wärme
Potenzwahl   C 6, C 30

Sulfur • Sulf (Schwefel)
Erscheinungsbild   Kontaktfreudige, lebenslustige, ideenrei-
che, hitzige Chaotin; hat wenig Krankheitseinsicht, verkennt,
dass sie sich schonen muss.
Leitsymptome   Folge von Antibiotikagaben; hohe Tempera-
tur, neigt zu juckenden Hauterkrankungen mit Eiterungsnei-
gung; Brustwarzen blutig, eitrig wund, in der gesamten Brust
brennendes Gefühl; eher zu wenig Muttermilch. Ausgeprägtes
Süßverlangen vormittags; durstig; Lymphangitis (rote Streifen
über dem entzündeten Areal).
Modalitäten
V Ruhe, Bettwärme, Wolle
B trockenes Wetter, Wärme
Potenzwahl   C 30

Muttermilch

Zu viel Muttermilch
Eine zu reichliche Muttermilchproduktion ist für die Frau einer-
seits unangenehm, andererseits besteht ständig die Gefahr
eines Milchstaus. Mit dem ganzheitlichen Ansatz der Homöopathie und einem gut gewählten Arzneimittel lässt sich die
Muttermilchmenge meist gut regulieren.

> **Die wichtigsten Arzneien sind:** Bryonia, Calcium carbo-
> nicum, Pulsatilla

Repertorisationsrubriken
Graf (T. 8):   Mammae und Stillen, Milch – S. 92
Murphy: Brustdrüsen, Muttermilch, vermehrt – S. 415

Bryonia • Bry (Zaunrübe)

Erscheinungsbild   Berechnende, auf Sicherheit bedacht Frau.

Leitsymptome   Brüste gespannt und hart wie Steine beim Einschießen der Milch; Frau möchte am liebsten die Brüste nicht bewegen oder berühren; trockene Haut, Schleimhaut und Lippen.

Modalitäten
V Bewegung, Berührung
B kalte Auflagen
Potenzwahl C 6, C 30

Calcium carbonicum • Calc (Austernschalenkalk)

Erscheinungsbild   Gutmütige, glückliche Mutter, noch erschöpft von der Geburt.

Leitsymptome   Weiche, große, ständig fließende Brüste; sehr besorgt, da trotz ständigem Milchfluss das Kind nicht zunimmt; schnell erschöpft mit Schweißausbrüchen; Schwitzen in den Hautfalten.

Modalitäten
V Nässe, Kälte, Wetterwechsel
B Wärme in jeder Form
Potenzwahl C 6, C 30

Pulsatilla • Puls (Küchenschelle)

Erscheinungsbild   Glückliche Wöchnerin, mit wechselhafter Stimmung und extrem trostbedürftig

Leitsymptome   Durstlos; braucht frische Luft; typisches Mittel für die Zeit während Milcheinschuss mit allen Begleiterscheinungen.

Modalitäten
V Alleinsein; morgens und abends
B Trost
Potenzwahl D 4, D 6 nach jedem Stillen bei zu reichlichen Milchmengen
C 6 um Muttermilch nur gering zu reduzieren

Zu wenig Muttermilch
Während der gesamten Stillzeit kann es vorkommen, dass eine Wöchnerin tatsächlich zu wenig Muttermilch produziert. Neben den üblichen Beratungsmaßnahmen lohnt es sich immer, auf den auslösenden Faktor (Causa) zu achten, um das Simile aus der Homöopathie zu finden, damit sich der Milchfluss normalisiert.

Wiederkehrende Arzneien **(häufige): Agnus castus, Calcium carbonicum**, Dulcamara, Ignatia, **Lac caninum, Natrium muriaticum, Pulsatilla, Sepia**, Zincum metallicum

Repertorisationsrubriken
Graf (T. 8):   Mammae und Stillen, Milch – S. 92
Murphy: Brustdrüsen, Muttermilch, fehlt – S. 414
                Brustdrüsen, Muttermilch, spärlich – S. 415

Agnus castus • Agn (Mönchspfeffer)
Bewährtes Phyto-Homöopathikum bei Hormonstörungen.
Leitsymptome   Traurig, dass die Milch nicht reicht.
Modalitäten
V Berührung, Anstrengung, Wärme
B kaltes Essen
Potenzwahl C 6

Calcium carbonicum • Calc (Austernschalenkalk)
Erscheinungsbild   Gutmütige, glückliche Mutter, noch erschöpft von der Geburt
Leitsymptome   weiche große Brüste; sehr besorgt, dass die Milch nicht reicht; schnell erschöpft, mit Schweißausbrüchen; liegt noch immer im Wochenbett; Schwitzen in den Hautfalten; wohlig verstopft, säuerlicher Geruch des Schweißes.

Modalitäten
V Nässe, Kälte, Wetterwechsel
B Wärme in jeder Form
Potenzwahl   C 6, C 30

Dulcamara • Dulc (Bittersüßer Nachtschatten)

Erscheinungsbild   Eine rechthaberische, willensstarke Wöchnerin, die empfindlich auf jede Form von Kälte und Nässe reagiert
Leitsymptome   Folge von Durchnässung; empfindliche wunde Brustwarzen; flache, weiche Warzen auf dem Handrücken; Verlangen nach kalten Getränken.
Modalitäten
V Temperaturwechsel von warm zu kalt, feuchte Kälte, Nasswerden
B Wärme, Bewegung
Potenzwahl   C 6, C 30

Ignatia • Ign (Ignatiusbohne)

Erscheinungsbild   Oberflächlich und widersprüchlich wirkende, kritikempfindliche Frau, die hyperemotional reagiert.
Leitsymptome   Folge von seelischem Trauma; Kloßgefühl im Hals; weint (kontrolliert) beim Erzählen; Herzklopfen.
Modalitäten
V morgens, nach Kaffee, Trost
B durch Essen, Wärme, Ablenkung
Potenzwahl   C 30, C 200

Lac caninum • Lac-c (Hundemilch)

Erscheinungsbild   Naiv wirkende, juvenile, vergessliche Frau; sehr traurig, dass sie zu wenig Milch hat; leidet noch immer unter der Trennung von ihrem Kind (Kind in Kinderklinik).
Leitsymptome   Vergesslich; empfindliche Brustwarzen, muss Stillbüstenhalter tragen; »daheim wird alles besser, da ist mein Mann, meine Mutter, meine Hebamme …«.

Modalitäten
V morgens, Alleinsein, Kälte
B Gesellschaft, Bewegung an frischer Luft
Potenzwahl C 30, C 200
Cave: tiefe Potenzen wirken milchreduzierend!

Natrium muriaticum • Nat-m (Meersalz)
Erscheinungsbild Intellektuelle, zurückhaltende, tapfere, freudlose (dunkle) Frau.
Leitsymptome Salzverlangen; krampfhaftes Augenlidschließen; Herpesneigung; rissige Brustwarzen; entschuldigt sich, dass sie Hilfe braucht.
Modalitäten
V 10.00–4.00 Uhr, Hitze, Trost, Musik
B tiefes Atmen, im Freien, kaltes Bad
Potenzwahl C 30, C 200

Pulsatilla • Puls (Küchenschelle)
Erscheinungsbild Glückliche Wöchnerin, mit wechselhafter Stimmung und extrem trostbedürftig.
Leitsymptome Durstlos; braucht frische Luft; typisches Mittel für die Zeit während Milcheinschuss mit allen Begleiterscheinungen.
Modalitäten
V Alleinsein; morgens und abends
B Trost
Potenzwahl C 30 C 200
Cave: stark potenzabhängige Arznei – tiefe Potenzen wirken milchreduzierend!

Sepia • Sep (Tintenfischtinte)
Erscheinungsbild Intellektuelle, eher emotionslose junge Mutter, die erlöst scheint von Schwangerschaft und Kind; hat ihre Freiheit verloren und bemitleidet sich, ist aber motiviert und belesen, steht sich mit dem theoretischen Wissen aber oft selbst im Weg.

Leitsymptome   Senkungsneigung; Beziehungskrise; stillt gern mit Stillhütchen und/oder pumpt gern ab, Hauptsache Kind bekommt einen Teil Muttermilch.
Modalitäten
V morgens, abends
B Saures, Bewegung, Musik
Potenzwahl   C 30, C 200

Zincum metallicum • Zinc (Zink)
Erscheinungsbild   Erschöpfte, nervöse, vergessliche Frau, die unter dem neuen Schlaf-wach-Rhythmus leidet.
Leitsymptome   Heißhunger 11.00 Uhr; Folge von unterdrückten Hautausschlägen in der Anamnese; ruhelose Beine hindern am Schlafen; alle wissen von ihren Problemen.
Modalitäten
V 17.00 – 19.00 Uhr
B Bewegung, Absonderung, Essen
Potenzwahl   C 30

Schmerzen beim Stillen

Die einfache Aussage der Frau: »Mir tut das Stillen weh«, ist oft eine schwierige Situation für eine allgemeine Behandlung, wenn ansonsten keine Symptome sichtbar sind. Die Homöopathie hält hier allerdings wieder einiges aus ihrem Schatzkästchen bereit, um den Frauen zu helfen und diese so wichtige Lebensphase zu einem positiven Erlebnis werden zu lassen.

Die wichtigsten »Schmerzmittel« beim Stillen sind (**häufige**): **Borax**, Bryonia, Bufo rana, Croton tiglium, **Phellandrium**, **Phytolacca**, Pulsatilla, **Silicea** (s. auch Tabelle, S. 228 – 231)

Repertorisationsrubriken
Graf (T. 8):   Mammae Schmerz, Mammae – S. 94
Murphy: Brustdrüsen, Schmerz, Brustwarzen beim Stillen –
             S. 417
             Brustdrüsen, Schmerz, Still agg. – S. 418
             Brustdrüsen, Stillen, Schmerzen in den Brüsten –
             S. 421

Borax • Borx (Natriumborat)
Erscheinungsbild   Blasses, fahles Aussehen; schreckhafte, sensible, geräuschempfindliche Mutter.
Leitsymptome   Folge von Kaltwerden bei nasskaltem Wetter; stechende Schmerzen in der Brust, Schmerz der gegenüberliegenden Brust beim Stillen; Leeregefühl in den Brüsten; Muttermilch ist dick und schmeckt schlecht.
Modalitäten
V rechts, oberer Brustteil, auf dem Rücken liegen, bei Abwärtsbewegung
B Zusammendrücken der Brust
Potenzwahl   3 x täglich C 6

Bryonia • Bry (Zaunrübe)
Erscheinungsbild   Berechnende, verantwortungsbewusste auf Sicherheit bedachte Frau.
Leitsymptome   Brüste gespannt und hart wie Steine durch Milcheinschuss, auch bei wiederkehrendem im Laufe der Stillzeit; Folge von Ärger und Schreck; Frau möchte am liebsten die Brüste nicht bewegen oder berühren; trockene Haut, Schleimhaut und Lippen.
Modalitäten
V Bewegung, Berührung
B kalte Auflagen
Potenzwahl   C 6, C 30

Bufo rana • Bufo (Krötengift)

Erscheinungsbild   Geistig eher langsame Frau mit dem Bedürfnis, allein zu sein.

Leitsymptome   Mastitis mit Verhärtung der Brustdrüsen; blutige Muttermilch.

Modalitäten

V   sexuelle Erregung, geringste Bewegung

B   kalte Anwendungen, kühle Luft

Potenzwahl   C 6

Croton tiglium • Crot-t (Purgierkörner)

Erscheinungsbild   Unter Druck stehende, allergische Frau mit Stimmungsschwankungen, deren Nächte gestört sind.

Leitsymptome   Leidet unter Flüssigkeitsverlust; extrem berührungsempfindliche Warzen, selbst Kleidung schmerzt; ziehender Schmerz von der Warze bis zum Rücken; Bläschen auf den Brustwarzen; gelbe Verkrustung, wenn wunde Warzen.

Modalitäten

V   Sommer, Hitze, Berührung, nachts

B   sanftes Reiben

Potenzwahl   C 6, C 30

Phellandrium • Phel (Wasserfenchel)

Erscheinungsbild   Überempfindliche, hagere Frau mit Stimmungsschwankungen.

Leitsymptome   Milchgänge schmerzen unerträglich während, unmittelbar nach und zwischen dem Stillen; stechender Schmerz beim Stillen von der rechten Brustwarze zur rechten Schulter; Milchmenge ist rückläufig: muss aufrecht sitzen; neigt zu Schleimhautreizungen; Verlangen nach sauren Getränken, kalter Milch, Bier.

Modalitäten

V   kalte Jahreszeit, zunehmender Mond, rechts

B   Wärme, Bewegung, Reiben

Potenzwahl   C 6, C 30

Phytolacca • Phyt (Kermesbeere)
DIE potenzabhängige Arznei bei Stillproblemen!
Erscheinungsbild Gleichgültige Wöchnerin mit Verlust des Feingefühls aufgrund der quälenden Beschwerden.
Leitsymptome Steinharte, schwere, empfindliche Brüste; stechende Schmerzen in der ganzen Brust, der beim Stillen in den ganzen Körper ausstrahlt, wie rheumatisch; Muttermilch blutig.
Modalitäten
V Spannung in der Atmosphäre, feuchtkaltes Wetter, rechts
B Wärme, Ruhe, trockenes Wetter
Potenzwahl C 6 bei zu reichlich Milch
C 30 bei normaler Milchmenge
C 200 bei eher knapper Milchmenge

Pulsatilla • Puls (Küchenschelle)
Erscheinungsbild Glückliche Wöchnerin, mit wechselhafter Stimmung, extrem trostbedürftig und hat Angst, ihr Kind verhungert; sie möchte Partner/Mutter immer um sich haben, traurig dass Partner wieder arbeitet, die Mutter abgereist ist.
Leitsymptome Typisches Mittel für die Zeit während des Milcheinschusses mit allen Begleiterscheinungen; Stimmungsschwankungen; durstlos; braucht frische Luft; nachmittags Frösteln, alles wechselhaft. Hebamme hat Sorge, ob die Frau irgendwann ohne ihre Hilfe auskommen wird.
Modalitäten
V Alleinsein; morgens und abends
B Trost
Potenzwahl
Cave: potenzabhängige Arznei!
D 6 / C 6 bei zu viel Muttermilch, nach jedem Stillen
C 30 bei mangelnder Muttermilch
C 200 bei sehr wenig Milchmenge

Silicea • Sil (Kieselerde)
DAS Mittel bei unklarem Stillschmerz links.
Erscheinungsbild   Schüchterne, intelligente, sensible Frau
mit ängstlicher Grundtendenz (hellblond – engelähnlich), die
feste Regeln und Strukturen benötigt, aber Kritik nicht ver-
trägt; Mangel an Lebenswärme.
Leitsymptome   Brüste geschwollen, hart, schmerzhaft, beim
Stillen wie von tausend Nadelstichen; empfindliche, zurück-
gezogene Brustwarzen; Brennen in der linken Brustwarze.
Modalitäten
V   Kälte, Voll- und Neumond, links
B   Wärme generell
Potenzwahl   C 6, C 30

Der Säugling

Neugeborene und Säuglinge reagieren besonders gut auf die Information homöopathischer Arzneien, deshalb bedarf es meist nur einer einmaligen Gabe. Mit einer Mittelwiederholung sollte immer gezögert werden. Es empfiehlt sich, bei Neugeborenen und Säuglingen bevorzugt höhere Potenzen zu wählen, damit die Kinder nicht frühzeitig an regelmäßige Arzneigaben gewöhnt werden. Auch sollten die Eltern darauf hingewiesen werden, dass Globuli nicht leichtfertig und unwissend verabreicht werden dürfen.

Bei pathologischen Indikationen muss immer ein Arzt hinzugezogen werden! Das bedeutet aber nicht, dass ein homöopathisches Arzneimittel nicht begleitend angewendet werden kann.

Wenn bei den nachfolgenden Arzneimittelbildern kein Erscheinungsbild genannt wird, ist dies für diesen Lebensabschnitt nicht relevant.

Anpassungsstörungen des Neugeborenen

Atemnotsyndrom und Anpassungsstörungen des Neugeborenen können gut homöopathisch behandelt werden, das zeigt die Erfahrung in der außerklinischen Geburtshilfe. Allerdings gilt es auch hier, schnell zu handeln, was bedeutet, dass die entsprechenden Arzneimittelbilder bekannt sein, also auswendig gelernt werden müssen, denn die Zeit zum Nachschlagen ist nicht gegeben. Die Arzneien werden dem Neugeborenen in die Wangentasche gelegt. Vielerorts dürfen sie nur in aufgelöster Form gegeben werden, um Aspirationen zu vermeiden. In Institutionen mit vielen Geburten hat es sich bewährt, z. B. Aconitum immer im verkläpperten Zustand parat zu haben.

Bitte auf Hygiene achten, also alles alle 12 Stunden frisch zubereiten und in einem sauberen, sterilen Gefäß, wie z. B. einer Einmalspritze, aufbewahren.

> Wiederkehrende Arzneien **(häufige): Aconitum**, Antimonium tartaricum, **Arnica montana**, Arsenicum album, Belladonna, Camphora, **Carbo vegetabilis, China**, Cuprum metallicum, **Lachesis muta**, Laurocerasus, Opium

Repertorisationsrubriken

Graf (T. 8):   Das Neugeborene, Asphyxie – S. 98
Murphy: Kinder, Säuglinge, Asphyxie – S. 1120
              Klinisches, Asphyxie, Säuglinge – S. 1138

Schneller Überblick zu Symptomen und Arzneiauswahl

Apgarwert

5 – 8   **Aconitum**
3 – 6   **Laurocerasus**
0 – 3   **Camphora**

Aussehen

blau-weiße Asphyxie: **Aconitum, Antimonium tartaricum, Camphora**
Kind rot, gestaut, infiziert: **Arnica montana, Belladonna, Lachesis muta**
Kind schwach, schlapp: **China, Laurocerasus, Opium**
Hoffnungslosigkeit: **Carbo vegetabilis**

Atmung

stöhnend: **Arnica montana**
spasmodisch, wie schmerzhaft: **Belladonna**
präfinale Schnappatmung; Kind eiskalt, wie tot: **Camphora**
Atemdepression nach Opiatgaben: **Opium**

Weitere Besonderheiten
Fruchtwasseraspiration und Nasenflügelatmung:
Antimonium tartaricum
traumatische, operative Geburt: **Arnica montana**
lebensschwaches Frühchen: **Arsenicum album**
gestautes Kind bei Schulterdystokie und enger bzw.
mehrfacher Nabelschnurumschlingung: **Belladonna**,
Lachesis muta
(Differenzierung: Lachesis muta schreit schon bei der Geburt
des Kopfes)
anämisches Kind: **China**
Krampfzustände und Atemaussetzer: **Cuprum metallicum**
Verdacht auf Herzfehler: **Laurocerasus**

Potenzwahl Alle Arzneien werden in C 30-Potenz verabreicht.

Geburtsverletzungen

Bei jeder normalen Geburt kann es zu kleineren und größeren
Verletzungen kommen, die sich mit homöopathischen Arzneien gut und erfolgreich behandeln lassen. Häufig genügen
dabei einmalige Arzneigaben, die sinnvollerweise unmittelbar
nach der Geburt erfolgen.

Wiederkehrende und bewährte Arzneien: Apis mellifica,
Arnica montana, Hypericum, Rhus toxicodendron, Ruta,
Staphisagria, Symphytum

Repertorisationsrubriken
Graf (T. 8):   Das Neugeborene, Verletzung – S. 98
Murphy: Kinder, Säugling, Kephalhämatom – S. 1121

Im Folgenden sind die Arzneien als bewährte Indikation aufgeführt. Das detaillierte Arzneimittelbild kann über das Register
bei anderen Indikationen gelesen werden, wie z. B. im Kapitel
Wochenbett unter »Wundheilung«, s. S. 149 ff.

Kephalhämatom: **Arnica montana**
Schnittverletzung durch Skalpell (Sectio): **Staphisagria**
Clavikulafraktur: **Symphytum, Ruta**
schwierige manuelle Entwicklung bei Beckenendlagen oder
Sectio: **Arnica montana, Rhus toxicodendron**
Folge von Forceps und Vakuum: **Arnica montana, Rhus
toxicodendron**
Ödeme, seröse Ergüsse, Hydrocele, Skrotalödem, Hydro-
cephalus: **Apis mellifica**

Blähungen – Dreimonatskoliken

Diese Probleme begleiten viele Familien in den ersten 14 Le-
benswochen. Die Eltern sind verunsichert, oft nervlich über-
fordert, das Kind fühlt sich unwohl und schreit. Oft ist die ver-
traute Hebamme die erste Ansprechpartnerin und erkennt, ob
es sich wirklich um Verdauungsschmerzen handelt, oder doch
nur um die abendliche »Erzählstunde« des Säuglings. Wichtig
ist, dass die Eltern Verständnis und Hilfe erfahren. Oft müssen sie einfach selbst einmal Dampf ablassen können in diesen
anstrengenden, scheinbar so glücklichen ersten Elternwochen.
Immer wieder aber wird es die Homöopathie sein, die, neben
fachlichem Rat oder einer ärztlichen Abklärung, zurück zur
Normalität führt.

Bei allen Verdauungsbeschwerden des Kindes ist die Beurteilung von Farbe und Konsistenz des Stuhles äußerst hilfreich
für die Wahl des Similes (s. Repertorien).

Wiederkehrende Arzneien **(häufige):** Belladonna, **Carbo
vegetabilis, Chamomilla matricaria,** Colocynthis, Cuprum metallicum, Dioscorea, **Lycopodium,** Magnesium carbonicum, **Magnesium phosphoricum, Nux vomica,** Pulsatilla, Rheum

Repertorisationsrubriken

Graf (T. 8):   Das Neugeborene, Blähungskoliken – S. 98
                Säuglinge/Kinder, Aussehen – S. 100
                Säuglinge/Kinder, Blähungskoliken – S. 101
                Säuglinge/Kinder, Stühle – S. 107

Murphy: Abdomen, krampfartiger Schmerz, Säuglinge –
                S. 30
                Kinder, Säuglinge, Kolik – S. 1121

Belladonna • Bell (Tollkirsche)

Erscheinungsbild Plötzliches Schreien; Kind will nicht getragen werden, roter Kopf, Augen mit großen Pupillen.

Leitsymptome Folge von Sonneneinstrahlung; rollt mit dem Kopf hin und her und schlägt diesen gegen das Bett; will Bauch nicht berühren lassen; kalte Hände und Füße.

Modalitäten

V Mitternacht, beim Hinlegen
B Rückwärtsbeugen, Ruhe, Wärme

Potenzwahl C 6, C 30, C 200

Carbo vegetabilis • Carb-v (Holzkohle)

Erscheinungsbild Unruhiges, blasses Kind.

Leitsymptome Koliken während und nach jedem Stillen; praller Bauch (Trommelbauch); Unruhe dauert bis zum Aufstoßen; erschwertes und spätes Aufstoßen; Beine kalt bis zu den Knien.

Modalitäten

V Ablegen, enge Kleidung (Windel!)
B Aufstoßen, Luft fächeln, Aufrechtsein

Potenzwahl C 6, C 30

Chamomilla matricaria • Cham (Feldkamille)

Erscheinungsbild Eine Wange rot, eine blass; wirkt ungeduldig und zornig, will ständig getragen werden; will Brust, Spielzeug etc. und lehnt es dann doch ab.

Leitsymptome Blähungskolik sofort nach dem Stillen, Blähungen beim Zahnen; Gesicht knallrot; schreit gellend; zieht

die Beine an; zahnendes Kind mit Stuhl wie gehackte Eier mit
Spinat.
Modalitäten
V   21.00 Uhr
B   Umhertragen (nur für kurze Zeit)
Potenzwahl   C 6, C 30, C 200

Colocynthis • Coloc (Koloquinte)
Erscheinungsbild   Kind hat kolikartige Schmerzen mit hefti-
gen Schreiattacken und muss getragen werden, am besten in
gekrümmter Körperhaltung oder über der Schulter hängend.
Leitsymptome   Schmerzen kommen wellenartig; entleert
dünnflüssigen Stuhl nach jeder Nahrungsaufnahme.
Modalitäten
V   21.00 Uhr, bei geringster Nahrungsaufnahme
B   Kopf nach vorne gebeugt, Wärme, Zusammenkrümmen,
    Druck
Potenzwahl   C 6, C 30

Cuprum metallicum • Cupr-m (Kupfer)
Erscheinungsbild   Eltern in großer Sorge bis Panik; Kind hat
kolikartige Schmerzen, eine kalte, marmorierte Haut und ist
zyanotisch.
Leitsymptome   Beim Trinken laut gurgelnde Geräusche
und Verschlucken, verkrampft sich bald nach der Mahlzeit;
schreit heftig, verkrampft sich von Kopf bis Fuß, Daumen in
der Faust.
Modalitäten
V   beim Berühren des Bauches
B   kalte Getränke
Potenzwahl   C 30

Dioscorea • Dios (Yamswurzel)
Erscheinungsbild   Kind überstreckt sich wie ein Flitzebogen.
Leitsymptome   Folge von übermäßigem Teegenuss; heftige,
kolikartige Schmerzen, der gesamte Körper ist angespannt.

Modalitäten
V abends und nachts, beim Hinlegen
B aufrechtes Tragen, Überstrecken
Potenzwahl C 6

Lycopodium • Lyc (Bärlapp)

Erscheinungsbild Altklug erscheinender Säugling; großer Kopf in der Relation zum Körper.
Leitsymptome Hastiges Trinken mit Luftschlucken; quälendes saures Aufstoßen, Schluckauf; Blähungen eine Stunde nach der Mahlzeit; stündliches Stillen zwischen 16.00 und 20.00 Uhr; Ziegelmehlurin in den ersten Lebenstagen.
Modalitäten
V nachmittags, 16.00–20.00 Uhr
B nach Mitternacht
Potenzwahl C 6, C 30

Magnesium carbonicum • Mag-c (Magnesiumcarbonat)

Erscheinungsbild Anstrengende Nächte für die Eltern; Kind riecht sauer und hat schwitzige Hände und Füße.
Leitsymptome Blähungen mit krampfhaftem Anziehen der Beine unmittelbar nach dem Stillen; Schreien wie wütend mit Schwitzen; Beine angezogen; saures Erbrechen von Milch; schaumiger grünlicher Stuhl.
Modalitäten
V morgens 3.00–5.00 Uhr, Kälte
B Bewegung, im Freien, abends, Massage, Druck
Potenzwahl C 6 (evtl. der stillenden Mutter verabreichen)

Magnesium phosphoricum • Mag-p (Magnesiumphosphat)

Erscheinungsbild Lachen wechselt mit plötzlichem Schreien und Sichkrümmen.
Leitsymptome Schmerzen plötzlich da – plötzlich weg; saures Erbrechen von Milch, Kind riecht sauer; schaumiger und spritziger, grünlicher Stuhl.

Modalitäten
V morgens, Kälte, nachts
B Bewegung, im Freien, abends, Massage, Druck, Zusammenkrümmen
Potenzwahl   C 6 (evtl. der stillenden Mutter verabreichen)

Nux vomica • Nux-v (Brechnuss)
Erscheinungsbild   Folge von Medikamenten, Tokolyse in der Schwangerschaft, Narkose; Flaschenkind; Stillkind ist wie Spiegel der gestressten Eltern; Reizüberflutung.
Leitsymptome   Völlig ohne Rhythmus, schreit nachts; Blähungen mit schwallartigem Erbrechen des letzten Schluckes Milch (Pylorusspasmus).
Modalitäten
V morgens, 4.00/16.00 Uhr, Zugluft
B Ruhe
Potenzwahl   C 6, C 30

Pulsatilla • Puls (Küchenschelle)
Erscheinungsbild   Wacher, strahlender Säugling, weint, wenn er nicht getragen wird, braucht viel Zuwendung.
Leitsymptome   Will häufig gestillt werden, trinkt aber wenig; Stuhl wechselt in Konsistenz und Farbe; kalte Hände und Beine; Bettflasche und warmes Bad helfen nicht – braucht frische Luft.
Modalitäten
V Alleinsein; Wärme
B Zuwendung; kalte Anwendungen
Potenzwahl   C 6, C 30, C 200

Rheum • Rheum (Rhabarber)
Erscheinungsbild   Brummiges, unzufrieden wirkendes Kind.
Leitsymptome   Das ganze Kind riecht und wirkt sauer; Stühle sauer und mehr breiig als flüssig, Kind schreit vor der Entleerung; zahnendes Kind.

Modalitäten
V Sommer, Zahnung, unreifes Obst (Mutter)
B Wärme, Zusammenkrümmen
Potenzwahl C 6

Ikterus

Der selten gefährliche, aber behandlungs- und überwachungsbedürftige Ikterus tritt bei immer mehr Babys auf. Ist auf Grund einer Phototherapie die Trennung von Mutter und Kind erforderlich, darf die Belastung für beide nicht übersehen werden. Nicht zu unterschätzen ist auch die psychische Belastung für die Mutter so kurz nach der Geburt: Diese ersten Sorgen genügen oftmals, um bei der Mutter die Milchproduktion zu reduzieren oder gar zu blockieren. In diesem Fall muss die Ursache (Causa) dann in der Behandlung des Ikterus gesucht werden. Dieser sollte so früh wie möglich mit dem Simile behandelt werden, damit die ersten Wochen für die junge Familie ungetrübt und glücklich verlaufen können.

Wiederkehrende Arzneien **(häufige): Aconitum**, **China**, Coffea, Lycopodium, Natrium sulfuricum, Phosphor, **Sulfur**

Repertorisationsrubriken
Graf (T. 8): Säuglinge/Kinder, Ikterus neonatorum – S. 103
Murphy: Klinisches, Gelbsucht, Neugeborenes – S. 1168

Aconitum • Acon (Blauer Eisenhut)
Erscheinungsbild Das erste Mittel bei Ikterus mit plötzlichem Auftreten innerhalb der ersten 24 Stunden!
Leitsymptome Folge von Geburtsschock; nachts hungrig, tagsüber müde.
Modalitäten
V Mitternacht
B Schweißausbruch, Ruhe
Potenzwahl C 30, C 200

China • Chin (Chinarinde)
Erscheinungsbild Eltern sind »glücklich«, weil das Kind so schön schläft; mattes, fahlgelbes, trinkfaules Kind.
Leitsymptome Folge von Nabelschnurstrangulation; Hyperbilirubinämie; geblähtes Abdomen wird durch Aufstoßen nicht gebessert.
Modalitäten
V nachts, morgens
B Wärme
Potenzwahl C 30

Coffea • Coff (Kaffeebohne)
Erscheinungsbild Aktives, waches, ikterisches Neugeborenes.
Leitsymptome Kind schreckt bei geringstem Geräusch hoch; nachts unruhig und wach, wie auch tagsüber; Folge von kaffeetrinkender Mutter.
Modalitäten
V nachts, starke Gerüche
B Wärme
Potenzwahl C 30

Lycopodium • Lyc (Bärlapp)
DAS Mittel bei Ikterus prolongatus!
Erscheinungsbild Altklug erscheinendes Neugeborenes; großer Kopf in der Relation zum Körper.
Leitsymptome Ziegelmehlurin; hastiges, gieriges Trinken, aber mit wenigen Schlucken satt; neigt zu Blähungen; Gewichtszunahme ungenügend; stündliches Stillen zwischen 16.00 und 20.00 Uhr.
Modalitäten
V nachmittags, 16.00 – 20.00 Uhr
B nach Mitternacht
Potenzwahl C 30

Natrium sulfuricum • Nat-s (Glaubersalz)
DAS bewährte Mittel bei Ikterus!
Erscheinungsbild Wärmebedürftiges Neugeborenes.
Leitsymptome Berührungsempfindliche vergrößerte Leber, reichlich gelb-wässrige Stühle mit Blähungen; Trinkprobleme; unruhig wenn links liegt; ödematöse Fußriste; Mutter isst viel Obst.
Modalitäten
V feuchtes Wetter; nachts bis 0.00 Uhr, 4.00–5.00 Uhr
B nach dem Stuhlentleeren
Potenzwahl C6, C30; D4 bei fehlendem Übergangsstuhl mit steigendem Ikterus und Trinkschwäche

Phosphor • Phos (Gelber Phosphor)
DAS Hauptmittel!
Erscheinungsbild Zartes, waches Baby mit rötlichem Haar und glänzenden Augen.
Leitsymptome Trinkt gut und nachts häufig; ängstlich und ungern allein; verstopfte Nase; Nabelbluten.
Modalitäten
V Gewitter, Wollekleidung
B Schlaf
Potenzwahl C30

Sulfur • Sulf (Schwefel)
Erscheinungsbild Waches, hungriges Neugeborenes mit rötlicher Haut.
Leitsymptome Folge von Antibiotikagaben; trinkt hastig und häufig, Rötung und Hautprobleme an den Körperöffnungen; unangenehmer Körpergeruch, wirkt wie nicht gewaschen; Belag hinter den Ohren, eingerissene Ohrläppchen.
Modalitäten
V vormittags 11.00 Uhr, Ruhe, Bettwärme, Waschen, Wollekleidung
B Wärme
Potenzwahl C30

Milchschorf

Grundsätzlich gilt es immer erst zu klären, ob es sich um einen normalen, gering auftretenden Gneis handelt, oder ob es tatsächlich behandlungsbedürftiger Milchschorf ist. Liegt Leidensdruck beim Kind vor, so zeigt die Homöopathie hier eine baldige Veränderung des Zustandes.

Wiederkehrende Arzneien **(häufige): Calcium carbonicum**, **Graphites**, Mezereum, Staphisagria, **Viola tricolor**

Repertorisationsrubriken

Graf (T. 8):	Säuglinge/Kinder, Milchschorf – S. 104
Murphy:	Kinder, Milchschorf – S. 1119
	Kinder, Hautausschläge, Krusten am Kopf – S. 1115
	Kinder, Säuglinge, Seborrhoe – S. 1123

Calcium carbonicum • Calc (Austernschalenkalk)
Erscheinungsbild   Gut genährter, zufriedener Säugling, Entwicklungsverzögerung.
Leitsymptome   Trockener, kreideartiger Milchschorf mit Jucken der Kopfhaut – Kind reibt den Kopf im Bett oder versucht sich mit seinen Händchen zu reiben; schwitzt an Händen und Füßen, im Nacken, Hinterkopf, insbesondere beim Trinken; große Fontanelle; saures Aufstoßen.
Modalitäten
V Nässe, Kälte, Wetterwechsel
B Wärme in jeder Form
Potenzwahl   C 6 bei eher wachem Kind und fehlenden Vitamin-D-Gaben
C 30, evtl. wöchentliche Gaben
C 200 bei regemäßigen Vitamin-D-Gaben

Graphites • Graph (Reißblei)

Erscheinungsbild Schwerfälliges, träges, blasses Kind, das schnell friert, gerne trinkt und verstopft wirkt.

Leitsymptome Milchschorf nässend, behaarter Kopf mit dicken Belägen, honigartig verkrustet; ziehen sich bis ins Gesicht und hinter die Ohren; bei Entfernen der Krusten übler Geruch; Verdacht auf Neurodermitis.

Modalitäten

V morgens, nachts, Hitze, links

B abends, Essen, Weinen

Potenzwahl C 30, C 200

Mezereum • Mez (Seidelbast)

Erscheinungsbild Wechsel zwischen Benommenheit und Reizbarkeit.

Leitsymptome Juckender, entzündeter Milchschorf, dicke, eitrige Krusten; Kind kratzt sich blutig. Dem Kind fallen die Haare büschelweise aus. Literatur beschreibt Folge von Impfung.

Modalitäten

V nachts, Berühren

B Einhüllen

Potenzwahl C 6, C 30, C 200

Staphisagria • Staph (Stephanskraut)

Erscheinungsbild Liebes Kind, das gerne getragen wird; reagiert schon früh auf Tadel.

Leitsymptome Folge von Demütigung, Operation und Verletzung (Kinderklinikaufenthalt). Trockene, dicke, juckende schorfige Beläge vorwiegend im Bereich der Lider, im Nacken und hinter den Ohren; Juckreiz wechselt die Stelle.

Modalitäten

V Ärger, Kummer, Empörung, links

B kurzer Mittagsschlaf, Wärme

Potenzwahl C 6, C 30, C 200

Viola tricolor • Viol-t (Stiefmütterchen)
Bewährtes phyto-homöopathisches Arzneimittel.
Leitsymptome Eitriger Milchschorf, eingeritztes Ohrläppchen, verfilzte Haare.
Modalitäten
V im Winter
B frische Luft
Potenzwahl C 6

Mund- und Windelsoor

Der Mund- und Windelsoor, ein lästiges, häufig auftretendes Problem, stellt sich oftmals schon sehr früh ein. Er erscheint bereits in den ersten Lebenstagen oder -wochen, vor allem infolge von Antibiotikagaben. Die Gabe einer homöopathischen Arznei, nicht selten übrigens in Verbindung mit einer Erstverschlimmerung, wird zum Aha-Erlebnis.

Wiederkehrende Arzneien **(häufige): Borax**, **Kalium chloricum**, Mercurius solubilis, **Natrium carbonicum,** Natrium muriaticum, **Sulfur**

Repertorisationsrubriken
Graf (T. 8):   Haut, wund bei Kindern – S. 102
              Säuglinge/Kinder, Mundsoor – S. 104
Murphy: Kinder, Soor – S. 1124
              Kinder, Windeldermatitis – S. 1126

Borax • Borx (Natriumborat)
Erscheinungsbild Blasses, fahles Aussehen; schreckhaftes, sensibles Kind.
Leitsymptome Leicht blutender Mundsoor oder weiße Beläge mit rotem Hof und Bläschen um den Mund; trinkt wenige Schlucke und weint; schreit bei Abwärtsbewegung – beim Ablegen ins Bettchen.

Modalitäten
V beim Saugen, während Zahnung, Kälte
B Wärme
Potenzwahl   C 6

Kalium chloricum • Kali-chl (Kaliumchlorid)

Erscheinungsbild   Schläfriges Kind.
Leitsymptome   Soor mit Schleimhautschwellung, teilweise gerötet; starker weißer Belag im gesamten Mundraum; Lippen blass; Blähungen mit grün-schleimigem Durchfall.
Modalitäten
V Kälte
B Wärme
Potenzwahl   C 6, C 30

Mercurius solubilis • Merc (Quecksilber)

Erscheinungsbild   Unzufriedenes, »quecksilbriges« Kind.
Leitsymptome   Starker grauer Belag mit üblem, metallischem Mundgeruch; Zunge wirkt groß; reichlich Durst; starker Speichelfluss. Kind schwitzt schnell.
Modalitäten
V Berührung, Saugen
B nichts bekannt
Potenzwahl   C 30

Natrium carbonicum • Nat-c (Soda)

Erscheinungsbild   Schwächliches Kind mit Gedeihstörung.
Leitsymptome   Mundsoor und Aphten; trinkt schlecht und verweigert die Brust; schnell müde vom Trinken; gedeiht besser mit Flaschennahrung.
Modalitäten
V Kälte, Sommerhitze, jede Anstrengung
B Bewegung
Potenzwahl   C 6

Natrium muriaticum • Nat-m (Meersalz)
Erscheinungsbild   »Small-for-date-baby«; gerne allein, auffallend dünner Hals.
Leitsymptome   Vom Trinken schnell erschöpft und schwitzt im Gesicht; häufiges Niesen.
Modalitäten
V vormittags, Sonne
B frische Luft, auf dem Rücken liegen
Potenzwahl   C 6

Sulfur • Sulf (Schwefel)
Erscheinungsbild   Wacher, hungriger Säugling mit Hautproblemen.
Leitsymptome   Mund- und Windelsoor in Folge von Antibiotikagaben bei Mutter oder Kind; weiße Zunge mit roter Spitze und Rändern; Rötung und Hautprobleme an den Körperöffnungen; trinkt hastig und häufig; liegt äußerst ungern auf dem Bauch und verträgt keine Wollkleidung.
Modalitäten
V Ruhe, Bettwärme, vormittags
B Wärme
Potenzwahl   C 6, C 30

Nabelprobleme

Nicht selten werden wir Hebammen im Wochenbett noch einmal gerufen, weil der Nabel auffällig ist. Entweder nässt er noch, oder es hat sich ein Nabelgranulom entwickelt oder der Nabel ist wieder blutig. Hier müssen meist zuerst die Eltern beruhigt werden. Ein Ätzen des Nabelrestes mit Silbernitratstiften sollte tunlichst unterlassen werden, da es hierbei sehr oft zu Verätzungen der gesunden, empfindlichen Bauchhaut kommt, die eine langwierige Behandlung nach sich ziehen. Die Homöopathie leistet dagegen immer wieder Hilfe mit dem Simile.

Wiederkehrende Arzneien **(häufige): Arnica montana, Calcium carbonicum**, Calcium phosphoricum, **Silicea**, Thuja occidentalis

Repertorisationsrubriken

Graf (T. 8):   Säuglinge/Kinder, Blut, sickert aus dem Nabel –
                S. 101
                Säuglinge/Kinder; Nabelgranulom – S. 105
Murphy: Kinder, Säuglinge, Nabel – S. 1122

Arnica montana • Arn (Bergwohlverleih)

Erscheinungsbild   Unauffälliger Säugling.
Leitsymptome   Folge von vielem Schreien oder traumatischer Geburt.
Modalitäten
V   morgens, nach Bettruhe, Bewegung
B   Liegen
Potenzwahl   C 6, C 30

Calcium carbonicum • Calc (Austernschalenkalk)

Erscheinungsbild   Gut genährter, zufriedener Säugling.
Leitsymptome   Nässender, zart blutender Nabel; feuchte Wucherungen (Nabelgranulom); Nabelbruch; schwitzt an Händen und Füßen, im Nacken, insbesondere beim Trinken; große Fontanelle.
Modalitäten
V   Nässe, Kälte, Wetterwechsel
B   Wärme in jeder Form
Potenzwahl   C 6, C 30

Calcium phosphoricum • Calc-p (Apatit, Kalziumphosphat)

Erscheinungsbild   Schnell wachsendes, ängstliches, schlankes Kind mit dickem Bauch.
Leitsymptome   Nabel sondert blutige Flüssigkeit ab; schwitzt und schreit nachts; trinkt ungern an der Brust, zappelt und

findet keine Ruhe; trinkt häufig und spuckt; Koliken nach dem Trinken; große Fontanelle.
Modalitäten
V Kälte, Nässe
B Sommer, Bewegung
Potenzwahl C 6, C 30

Silicea • Sil (Kieselerde)
Erscheinungsbild Zarter, wärmebedürftiger, blonder Säugling, Frühgeburt.
Leitsymptome Geräuschempfindlich, durchscheinende Haut; feine zarte Fistel scheint zu nässen.
Modalitäten
V Neu- und Vollmond
B Wärme
Potenzwahl C 6, C 30

Thuja occidentalis • Thuj (Lebensbaum)
Erscheinungsbild Blasses unleidiges, wie ungepflegt aussehendes Kind mit Hautflecken.
Leitsymptome Rot-entzündlicher Nabel mit üblem Geruch; wirkt gut, wenn Silicea erfolglos ist.
Modalitäten
V 3.00/15.00 Uhr
B Sonne, Wärme
Potenzwahl C 30
Allgemein: Thuja wird häufig bei Symptomen in Folge von Impfungen empfohlen, wie z. B.: gestielte Warzen, juckende Impetigo, allgemein ungesunde Haut (s. oben), chronische Sinusitiden, Asthma u. a. Symptome siehe Materia medica S. 37.

Neugeborenenakne

Die Neugeborenenakne ist ein relativ häufiges Erscheinungsbild. Als Behandlungsdevise gilt: Weniger ist mehr. Mit einer
Diagnose »Neurodermitis« sollte zurückhaltend umgegangen
werden, denn sie begleitet das Kind ein Leben lang und belas-
tet die Familie. Dabei verschwindet das Hautbild in den ersten
Kinderjahren oft gänzlich wieder oder tritt nur abgeschwächt
alle sieben Jahre wieder auf. Sollte der Verdacht aber zu Recht
bestehen, gilt es frühzeitig mit der Homöopathie die Weichen
zur Selbstheilung zu stellen.

> Wiederkehrende Arzneien **(häufige):** Calcium carboni-
> cum, Pulsatilla, Ranunculus scleratus, Rhus toxicodend-
> ron, **Sulfur**

Repertorisationsrubriken
Graf (T. 8):   Das Neugeborene/Hautausschläge – S. 99
Murphy: Haut, Akne – S. 950
                Gesicht, Hautausschläge – S. 843

Calcium carbonicum • Calc (Austernschalenkalk)
Erscheinungsbild   Gut genährtes, zufriedenes Neugebo-
renes.
Leitsymptome   Saures Aufstoßen und saurer Körpergeruch;
trockene Hautstellen; Schwitzen an Händen und Füßen, im
Nacken, insbesondere beim Trinken; große Fontanelle.
Modalitäten
V Nässe, Kälte, Wetterwechsel
B Wärme in jeder Form
Potenzwahl   C 30

Pulsatilla • Puls (Küchenschelle)
Erscheinungsbild   Waches,   strahlendes   Neugeborenes,
weint, wenn es nicht getragen wird, braucht viel Zuwendung.

Leitsymptome Haut rötet sich und juckt in der Zimmerwärme; kleine rote Stippen; kalte Hände und Beine.
Modalitäten
V allein; Wärme
B Zuwendung; kalte Anwendungen
Potenzwahl C 30, C 200

Ranunculus scleratus • Ran-s (Kriechender Hahnenfuß)
Bewährte Arznei beim Neugeborenen-Pemphigus.
Erscheinungsbild nichts bekannt
Leitsymptome Große Blasen mit scharfen Absonderungen, die die gesunde Haut angreifen und wund machen.
Modalitäten
V Berührung
B nach Mitternacht
Potenzwahl C 6, C 30

Rhus toxicodendron • Rhus-t (Giftsumach)
DAS Mittel bei Windpocken!
Erscheinungsbild Nächtliche körperliche Unruhe.
Leitsymptome Folge von traumatischer Geburt, Luxationen nach Vakuum, Forceps, manuelle Entwicklungen bei BEL; KISS-Kind; Folge von Nasswerden (Kind wurde nass, ungenügend eingewickelt z. B. an Wickeltisch getragen); wandernde Bläschen auf dem Bauch.
Modalitäten
V nachts, Kälte
B Wärme
Potenzwahl C 6, C 30

Sulfur • Sulf (Schwefel)
Erscheinungsbild Waches, hungriges Neugeborenes mit Hautproblemen.
Leitsymptome Rötungen und Hautprobleme an den Körperöffnungen; juckende, trockene, spröde und rissige Haut; Risse in den Ohrläppchen; trotz guter Pflege macht es einen

ungepflegten Eindruck; auffallender Körpergeruch; trinkt hastig und häufig; Folge von Antibiotikagaben bei Mutter oder Kind.

Modalitäten

V Ruhe, Bettwärme, vormittags

B Wärme

Potenzwahl   C 30

Obstipation

Wie bekannt, ist bei gestillten Kindern das Problem der Obstipation äußerst selten bzw. ist eine Stuhlenthaltsamkeit bis zu zehn Tagen unproblematisch. Bei Flaschenkindern hingegen besteht Handlungsbedarf. Hier zeigt sich mit Homöopathie oft schnell ein Erfolg.

Wiederkehrende Arzneien **(häufige): Alumina,** Calcium carbonicum, **Nux vomica,** Opium, Silicea

Repertorisationsrubriken

Graf (T. 8):   Säuglinge/Kinder, Verstopfung des Darmes – S. 108

Murphy: Kinder, Säuglinge, Obstipation – S. 1122

Alumina • Alum (Aluminiumoxid)

Das Mittel für Flaschenkinder!

Erscheinungsbild   Es wirkt schwächlich und mager.

Leitsymptome   Trockene Haut; selbst weicher Stuhl scheint schwierig zu entleeren und hängt wie Kitt am After; harter, knolliger Stuhl mit Schmerzen beim Entleeren.

Modalitäten

V nachmittags

B abends, jeden zweiten Tag

Potenzwahl   C 30

Calcium carbonicum • Calc (Austernschalenkalk)

Erscheinungsbild   Gut genährter, zufriedener Säugling ohne große eigene Initiative.

Leitsymptome   Trotz Verstopfung ein zufriedenes Kind. Saures Aufstoßen und saurer Körpergeruch stehen im Vordergrund. Die Haut neigt zu trockenen Stellen. Das Kind schwitzt an Händen und Füßen, im Nacken, insbesondere beim Trinken; große Fontanelle.

Modalitäten

V Nässe, Kälte, Wetterwechsel, Vollmond

B Wärme in jeder Form

Potenzwahl   C 6, C 30

Nux vomica • Nux-v (Brechnuss)

Erscheinungsbild   Folge von Medikamenten, Tokolyse in der Schwangerschaft, Narkose; Flaschenkind; Stillkind ist wie Spiegel der gestressten Eltern. Reizüberflutung.

Leitsymptome   Für Kinder mit künstlicher Milchnahrung; Folge von Medikamenten; Stillkind wirkt gestresst, völlig ohne Rhythmus, schreit nachts; Verstopfung mit häufigem vergeblichen Pressdrang; Stuhl kleinkugelig, hart; schwallartiges Erbrechen des letzten Schluckes Milch (Verdacht auf Magenpförtnerkrampf).

Modalitäten

V morgens, 4.00/16.00 Uhr, Zugluft

B Ruhe

Potenzwahl   C 6, C 30

Opium • Op (Schlafmohn)

Erscheinungsbild   Schläfriges, zufriedenes Kind mit rotblauem Gesicht.

Leitsymptome   Folgen von Opiaten und Schocksituationen unter der Geburt und post partum beim Neugeborenen; pathologisches Geschehen; stöhnende Atmung – muss im Schlaf geweckt werden, um nicht zu ersticken; schläft nach kurzem Trinken ein.

Modalitäten
V Wärme, durch Stimulanzien
B Aufdecken, Frischluft
Potenzwahl C 30, C 200

Silicea • Sil (Kieselerde)
Erscheinungsbild Zarter, wärmebedürftiger, blonder Säugling, Frühgeburt.
Leitsymptome Geräuschempfindlich, durchscheinende Haut; benötigt viel Wärme (Mütze); schwitzt nachts am Kopf; harter kleinkugeliger Stuhl, der wieder zurückschlüpft.
Modalitäten
V Neu-, Vollmond
B Wärme
Potenzwahl C 6, C 30

Säuglingsschnupfen

Eine für unsichere Eltern besorgniserregende und für das Kind zumindest unangenehme Erkrankung in den ersten Wochen ist ein Schnupfen. Das Neugeborene hat Atemnot beim Trinken und im Liegen, es kann quengelig und appetitschwach sein.

Bei Schnupfen ist es wichtig, regelmäßig mit einer guten Reinigungs- oder besser noch Absaugmethode für eine freie Nase zu sorgen. Wie das geht, zeigt die Hebamme den Eltern beim Hausbesuch ebenso wie die korrekte Lagerung des Kindes. Das Näschen sollte vor jeder Mahlzeit und bei Bedarf auch dazwischen gesäubert werden. Die Raumluft muss eine ausreichende Feuchtigkeit aufweisen, entsprechend sollten nasse Tücher aufgehängt oder ein Raumluftbefeuchter aufgestellt werden. Eine der einfachsten Heilmethoden ist das Einträufeln von Muttermilch in die Nase. Eine Glaspipette kann dazu als Hilfsmittel angeboten werden.

Wiederkehrende Arzneien **(häufige):** Aconitum, Calcium carbonicum, Dulcamara, Ferrum phosphoricum, **Luffa**, Pulsatilla, Rumex, **Sambucus**, **Sticta pulmonaria**

Repertorisationsrubriken

Graf (T. 8):   Säuglinge/Kinder, Schniefen – S. 107
              Säuglinge/Kinder, Verstopfung der Nase – S. 108
Murphy: Kinder, Säuglinge, Nase, Schnupfen – S. 1122
              Nase, Schnupfen, Säuglinge – S. 1669

Aconitum • Acon (Blauer Eisenhut)

DAS erste Mittel bei aufkommender Krankheit, die Angst auslöst!

Erscheinungsbild   Kräftiges Kind mit dunkelrotem, heißem Gesicht.

Leitsymptome   Fließschnupfen mit Fieber; enge Pupillen; plötzliches Auftreten (über Nacht); trockene Haut; Folge von kaltem Wind.

Modalitäten

V abends, nachts, von Tabakrauch
B im Freien, Ruhe
Potenzwahl   C 30

Calcium carbonicum • Calc (Austernschalenkalk)

Erscheinungsbild   Gut genährter, zufriedener Säugling, Entwicklungsverzögerung.

Leitsymptome   Chronischer Schnupfen mit wundem Naseneingang; Lidrandentzündung; Milchschorf; Schweißneigung an Händen und Füßen, im Nacken; große Fontanelle; saures Aufstoßen.

Modalitäten

V Nässe, Kälte, Wetterwechsel
B Wärme in jeder Form
Potenzwahl   C 6, C 30

Dulcamara • Dulc (Bittersüßer Nachtschatten)

Erscheinungsbild   Willensstarkes Kind.

Leitsymptome   Folge von Durchnässung; verstopfte Nase, dicker, gelber Schleim mit blutigen Krusten; will die Nase warm halten; lockerer rasselnder Husten; hat eiskalte Füße.

Modalitäten

V   nasse Kälte

B   Wärme, Bewegung

Potenzwahl   C 6, C 30

Ferrum phosphoricum • Ferr-p (Eisenphosphat)

Erscheinungsbild   Fröhliches Kind mit falscher Plethora (Röte und Fülle im Gesicht).

Leitsymptome   Wässriger Schnupfen; allmählicher Krankheitsbeginn, mäßiges Fieber, Nasenbluten; Folge von nassen Haaren.

Modalitäten

V   morgens, 4.00 Uhr

B   frische Luft, kalte Anwendungen

Potenzwahl   C 6, C 30

Luffa • Luf (Schwammgurke)

Erscheinungsbild   Müdes und mattes Kind.

Leitsymptome   Akute Sinusitis und Rhinitis, wie Heuschnupfen; Nasenschleimhaut empfindlich.

Modalitäten

V   links (ausgeprägt), nachts, frühmorgens, Staub

B   Wärme, Kopf einhüllen

Potenzwahl   C 6

Pulsatilla • Puls (Küchenschelle)

Erscheinungsbild   Weinerlich, braucht Zuwendung und Trost.

Leitsymptome   Durstlos; Augen und Nase haben milde leicht gelbliche Absonderung.

Modalitäten
V in geschlossenen Räumen, morgens und abends
B frische Luft, Trost
Potenzwahl C 6, C 30

Rumex • Rumx (Krauser Ampfer)

Erscheinungsbild Ruhelos.
Leitsymptome Verstopfte Nase, häufiges Niesen mit gereizten Nasenlöchern; muss ständig Schleim schlucken; trockener quälender Husten.
Modalitäten
V abends, Einatmen von kalter Luft
B Wärme, zugedeckt sein
Potenzwahl C 6

Sambucus • Samb (Schwarzer Holunder)

DAS Mittel bei Säuglingsschnupfen!
Erscheinungsbild Unruhiger Schlaf; wird wach und ringt nach Luft.
Leitsymptome Trockener Stockschnupfen, Schniefnase; Kind kann schlecht saugen wegen behinderter Nasenatmung, muss häufig unterbrechen, um Luft zu holen.
Modalitäten
V trockene Luft, Schlaf, links, 2.00 – 3.00 Uhr, Kopf tief
B Aufrechtsein
Potenzwahl C 6

Sticta pulmonaria • Stict (Lungenmoos)

Erscheinungsbild Lebhaftes, mit den Armen um sich schlagendes Kind.
Leitsymptome Trockene Nasenschleimhaut mit ständigem Schniefen und feuchtem Schnupfen; trockener Husten, der kein Ende zu finden scheint.
Modalitäten
V nachts, Ablegen, plötzliche Temperaturveränderung
B im Freien
Potenzwahl C 6

Schlafprobleme – Schreikinder

Bekanntermaßen schlafen Babys recht unruhig und die Eltern müssen sich auf diese neue Lebensphase mit ihrem Kind einstellen. Dabei bringt jedes Kind seine eigenen individuellen Schlaf-Wach-Phasen mit, die oftmals eine große Herausforderung für die Eltern darstellen. Ob es sich dann bei Einschlafschwierigkeiten wirklich um Schlafprobleme oder einfach nur um eine abendliche Unruhestunde handelt, ist oftmals schwer abzuschätzen.

Schreit das Kind viel und ausdauernd, und das über viele Wochen hinweg, oder handelt es sich um einen sogenannten Therapieversager, sollten die Eltern eine Schreiambulanz aufsuchen. Meist wird erst nach mehreren erfolglosen Therapien an die Diagnose Schreikind gedacht. Diese trifft zu, wenn das Baby anhaltend quengelt und mindestens drei Stunden täglich ausdauernd schreit, und zwar an mindestens drei Tagen in der Woche und mehr als drei Wochen lang. Die Diagnose hilft den Eltern oftmals, sich mit dem Schreien des Kindes letztendlich »anzufreunden« und die ständige Suche nach dem Warum zu beenden.

Auch kann es genügen, wenn die Eltern sich bewusst werden, dass es einfacher ist, sich an den Rhythmus des Kindes zu gewöhnen als umgekehrt. Zudem bedarf es viel innerer Ruhe, Durchhaltevermögen, Liebe zum Kind und Vertrauen darauf, dass es sich nur um eine vorübergehende Lebensphase handelt. Ruhige, fast schon monotone Einschlafrituale helfen abends ebenso, wie das Zugeständnis an das Kind, einige Beschwerdeminuten einlegen zu dürfen.

Der Hinweis auf falsche Ernährung oder mangelnde Sättigung mit dem Rat, doch auf feste Kost umzusteigen, sollte unterbleiben. Im Gegenteil, voll gestillte Kinder schlafen oftmals besser. Wichtig ist, dass die Hebamme den Eltern verständnisvoll zur Verfügung steht, auch zu unangenehmen Tageszeiten.

Bei Frühgeburtskindern und vor allem nach traumatischen Geburten konnten in jüngster Zeit mit Osteopathie und Craniosacral-Therapie sehr gute Erfahrungen gesammelt werden, sie sind meines Erachtens der wichtigste Rat!

Bei aller Sorge um das Kind sollte den Eltern Hilfestellung gegeben werden, damit sie sich selbst nicht vergessen und das eigene Nervenkostüm pflegen. So helfen z. B. Bach-Blüten oder entspannende Bäder, während der Partner oder die Schwiegermutter mit dem Kind spazieren geht, den Reservetank nicht leer laufen zu lassen, bevor die Schreiphase vorbei ist.

> Wiederkehrende Arzneien **(häufige):** Aconitum, **Belladonna**, **Chamomilla matricaria**, Coffea, Cypr, **Jalapa**, Lac caninum, Mandragora, **Nux vomica**, **Opium**, Phosphor, Stramonium, Valeriana, Zincum metallicum

Repertorisationsrubriken

Graf (T. 8):   Säuglinge/Kinder, Schlaflosigkeit – S. 106
               Säuglinge/Kinder, schlaflos – S. 116
               Säuglinge/Kinder, Schreien – S. 116
               Säuglinge/Kinder, Schreien der Kinder – S. 107
Murphy: Kinder, Säuglinge, Schlaf – S. 1123
               Kinder, Schlaf, Säuglinge – S. 1123
               Kinder, Schreien – S. 1123
               Kinder, Schlaflosigkeit – S. 1122 f.

Aconitum • Acon (Blauer Eisenhut)

DAS erste Mittel, wenn die Situation Angst auslöst!
Erscheinungsbild   Kräftiges Kind mit dunkelrotem, heißem Gesicht.
Leitsymptome   Mitternächtliches schrilles Schreien; Folge von traumatischer Geburt; große angsterfüllte Augen, mit engen Pupillen und mit starrem Blick.
Modalitäten
V abends, nachts, von Tabakrauch
B fester Halt
Potenzwahl   C 30

Belladonna • Bell (Tollkirsche)
Erscheinungsbild   Kind will nicht getragen werden, roter Kopf.
Leitsymptome   Mitternächtliches plötzliches angsterfülltes Schreien, mit Schweißperlen am Kopf; Folge von Sonneneinstrahlung; rollt mit dem Kopf hin und her und schlägt diesen gegen das Bett; kalte Hände und Füße.
Modalitäten
V   Mitternacht, beim Hinlegen
B   Rückwärtsbeugen, Ruhe, Wärme
Potenzwahl   C 6, C 30, C 200

Chamomilla matricaria • Cham (Feldkamille)
Erscheinungsbild   Eine Wange rot, eine blass. Unleidiges, trotzig erscheinendes Kind.
Leitsymptome   Wirkt ungeduldig und zornig, will ständig getragen werden; will Brust, Spielzeug etc. und lehnt es dann doch ab.
Modalitäten
V   21.00 Uhr
B   Umhertragen (nur für kurze Zeit)
Potenzwahl   C 6, C 30, C 200

Coffea • Coff (Kaffeebohne)
Erscheinungsbild   Aktiver, wacher und reizbarer Säugling.
Leitsymptome   Schläft entweder die erste oder die zweite Nachthälfte schlecht; größere Kinder singen und spielen; schreckt bei geringstem Geräusch hoch; Folge von kaffeetrinkender Mutter und Reizüberflutung.
Modalitäten
V   nachts, starke Gerüche
B   Wärme
Potenzwahl   C 30

Cypripedium • Cypr (Frauenschuh)
Erscheinungsbild   Schlafloses, erregtes bis jähzorniges Kind
Leitsymptome   Schreit nachts auf, ist hellwach, will spielen;

wirkt euphorisch. In Folge von übermäßiger Reizüberflutung oder langanhaltender Diarrhoe.

Modalitäten   keine bekannt

Potenzwahl   C 6 ab spätem Nachmittag

Jalapa • Jal (Jalapenknolle)

Erscheinungsbild   Tagsüber braves, umgängliches Kind.

Leitsymptome   Der typische »Nachtschreier«, das Kind scheint Tag- und Nachtrhythmus zu verwechseln; es schreit und kreischt heftig; scheint Bauchschmerzen zu haben; die Stühle sind dünnflüssig.

Modalitäten

V Sommer, zugedeckt

B Hände in kaltes Wasser legen

Potenzwahl   C 6, D 12

Lac caninum • Lac-c (Hundemilch)

DAS Mittel für Adoptionskinder!

Erscheinungsbild   Unruhig, verdrießlich und gereizt; Zustand nach Kinderklinikaufenthalt und Trennung von der Mutter.

Leitsymptome   Nichtgestilltes Kind; bewegt ständig die Hände und spreizt die Finger; weint, schreit die ganze Nacht (heult wie ein Wolfsjunges nach der Mutter).

Modalitäten

V morgens, Alleinsein, Kälte

B Gesellschaft, Bewegung in frischer Luft, Pucken

Potenzwahl   C 6, C 30

Mandragora • Mand (Alraune)

Erscheinungsbild   Immer müde wirkendes Kind.

Leitsymptome   Schlaflos zwischen 3.00 und 5.00 Uhr; ein Kind, das im Pucksack am ehesten zur Ruhe findet.

Modalitäten

V Baumelnlassen der Beine, Wetterwechsel

B Getragenwerden, Bewegung, Ruhe im Bett, Überstrecken

Potenzwahl   C 6, D 12

Nux vomica • Nux-v (Brechnuss)
Erscheinungsbild Folge von Medikamenten, Tokolyse in der Schwangerschaft, Narkose; Flaschenkind; Stillkind ist wie Spiegel der gestressten Eltern. Reizüberflutung.
Leitsymptome Wach von 3.00–5.00 Uhr; munter wie Coffea; morgens müde und mieslaunig; Kinder mit künstlicher Milchnahrung; Folge von Medikamenten; Nahrungsaufnahme völlig ohne Rhythmus, Verstopfung, Erbrechen (Verdacht auf Magenpförtnerkrampf).
Modalitäten
V morgens, 4.00/16.00 Uhr, Zugluft
B Ruhe.
Potenzwahl C 6, C 30

Opium • Op (Schlafmohn)
Erscheinungsbild Schläfriges, zufriedenes Kind mit rot-blauem Gesicht.
Leitsymptome Ängstliches Schreien; Folge von Schock und Opiaten unter der Geburt.
Modalitäten
V Wärme, durch Stimulanzien
B Aufdecken, Frischluft
Potenzwahl C 30, C 200

Phosphor • Phos (Gelber Phosphor)
Erscheinungsbild Zartes, waches Baby mit rötlichem Haar und glänzenden Augen.
Leitsymptome Schläft spät ein und wacht viel zu früh auf, möchte Licht zum Einschlafen; schaukelt in Knie-Ellebogen-Lage; ängstlich und ungern allein; heiße Hände und kalte Füße.
Modalitäten
V Gewitter, Wollekleidung
B Schlaf
Potenzwahl C 30

Stramonium • Stram (Stechapfel)

Erscheinungsbild Auffälliges, zorniges Kind; Thema: in jedem Engel steckt ein kleiner Teufel.

Leitsymptome Schlafstörung, will/kann nur bei Licht und mit Körperkontakt einschlafen; schreit jede Nacht panisch; rollt den Kopf im Schlaf, Impffolge?; neigt zu Fieberkrämpfen; Sprachprobleme mit Stottern; Eifersucht und auffällig, wenn Geschwisterkind geboren wird; ruhelos mit ständigem Bewegungszwang der Beine.

Modalitäten

V Dunkelheit, grelles Licht, nachts 2.00 Uhr

B Händehalten, Licht, Wärme

Potenzwahl C 30

Valeriana • Valer (Baldrian)

Erscheinungsbild Ruheloses Kind, will ständig bewegt werden; Überempfindlichkeit sämtlicher Sinne.

Leitsymptome Schlaflos mit ständigem Bewegungszwang der Beine.

Modalitäten

V Ruhe

B Bewegung, Getragenwerden

Potenzwahl D 6, C 6

Zincum metallicum • Zinc (Zink)

Erscheinungsbild Zappeliges, schlafloses und zittriges Baby.

Leitsymptome Zuckungen im Schlaf; Aufschrecken mit Kopfrollen; enorm unruhige Beine; nachts wach, tags schläfrig.

Modalitäten

V 17.00–19.00 Uhr

B morgens, Bewegen im Freien

Potenzwahl C 30

Schmierauge

Die Beobachtung und ggf. Behandlung eines Schmierauges ist wichtig, um eine pathologische Entzündung zu vermeiden. Oft reicht es bereits aus, mit Geduld eine Besserung abzuwarten. Tritt diese nicht ein, hilft die Homöopathie.

Außer Globuli haben sich die Augentropfen »Calendula D 4« von Weleda und »Euphrasia« von Wala sehr bewährt. Eines dieser Mittel sollte in jedem Hebammenkoffer vorhanden sein.

> Am **häufigsten** kommen zum Einsatz: **Argentum nitricum, Hepar sulfuris, Pulsatilla**

Repertorisationsrubriken
Graf (T. 8):   Neugeborenes, Augenentzündung – S. 98
Säuglinge/Kinder, Augenentzündung – S. 100
Murphy: Auge, Entzündung, Säugling – S. 227

Argentum nitricum • Arg-n (Silbernitrat)
Erscheinungsbild   nichts bekannt
Leitsymptome   Auge wirkt wie mit Silbernitrattropfen behandelt; geschwollen, reichlich dicke gelbe Absonderungen; Kind scheint Schmerzen zu haben; Blähungen; Folge von Schreck (traumatische Geburt).
Modalitäten
V   nachts
B   Kühle
Potenzwahl   C 30

Hepar sulfuris • Hep (Kalkschwefelleber)
Erscheinungsbild   nichts bekannt
Leitsymptome   Gelb verklebte, gerötete Augen.

Modalitäten
V Luftzug, Berührung
B Wärme
Potenzwahl   C 6

Pulsatilla • Puls (Küchenschelle)
Erscheinungsbild   Wacher, strahlender Säugling, weint, wenn er nicht getragen wird, braucht Zuwendung.
Leitsymptome   Gelb-grünlicher Augenfluss; Kind will häufig gestillt werden, trinkt aber wenig; braucht frische Luft.
Modalitäten
V Alleinsein; Wärme
B Zuwendung
Potenzwahl   C 6, C 30, C 200

Wundsein

Ein wunder Kinderpopo ist für die Eltern immer wieder ein Anlass zur Unruhe und Sorge, sodass sie den Rat der Fachfrau einholen. Während einer homöopathischen Behandlung ist es wichtig, dass Pflegeprodukte verwendet werden, die frei von Zink und Paraffin sind, da diese im klassischen Sinne der Homöopathie als unterdrückende Maßnahmen zu sehen sind (s. S. 26 f.). Über den Einsatz solcher Zusätze lässt sich ohnehin grundsätzlich diskutieren.

> Wiederkehrende Arzneien **(häufige): Calendula**, Chamomilla matricaria, Medorrhinum, **Sulfur**

Repertorisationsrubriken
Graf (T. 8):   Säuglinge/Kinder, Haut, wund bei Kindern – S. 102
Murphy: Kinder, Wundheit – S. 1126
Kinder, Wundreiben – S. 1126

Calendula • Calen (Ringelblume)
Bewährte Arznei.
Leitsymptome Bei gerötetem Windelbereich und zu Entzündungen neigender Haut.
Modalitäten
V abends, schweres bewölktes Wetter
B vollkommen still liegen, Getragenwerden, Wärme
Potenzwahl C 6

Chamomilla matricaria • Cham (Feldkamille)
Erscheinungsbild Eine Wange rot, eine blass; wirkt ungeduldig und zornig, will ständig getragen werden.
Leitsymptome Zahnendes Kind mit Stuhl wie gehackte Eier mit Spinat; blutig wund von einem Wickeln zum nächsten.
Modalitäten
V 21.00 Uhr
B Umhertragen (nur für kurze Zeit)
Potenzwahl C 6

Medorrhinum • Med (Gonokokkeneiter)
Erscheinungsbild Von Anfang an pathologische Ereignisse; unruhiges zappeliges Kind.
Leitsymptome Schlimme Windeldermatitis, rot wie ein Pavianpo; glatte, wie geölte Haut, Cremes und Salben rutschen ab; riecht fischig; Blähungen; nachts unruhig.
Modalitäten
V Hitze, Kälte, Winter
B Bauchlage
Potenzwahl C 200

Sulfur • Sulf (Schwefel)
Erscheinungsbild Wacher, hungriger Säugling mit rötlicher Haut und auffallender Körperwärme. Pucken und Wollkleidung scheinen unpassend zu sein. Seide aber wird gut vertragen.

Leitsymptome Trinkt hastig und häufig, nimmt trotzdem schlecht zu; Wundsein und Hautprobleme an den Körperöffnungen; Folge von Antibiotikagaben; unangenehmer Körpergeruch; heiße Füße.

Modalitäten

V Ruhe, Bettwärme, vormittags, Wolle

B Wärme, Bewegung

Potenzwahl einmalig C 30

Cave: häufig tritt Erstverschlimmerung auf.

Zahnungsbeschwerden

Mit dem berühmten Satz: »Mein Kind zahnt« wird Vieles entschuldigt: Wenn das Kind quengelig ist, wenn es unruhig schläft oder schlecht isst und anderes mehr. Den Eltern erlaubt diese Lebensphase, sich über ihr Kind zu beschweren, das Mitleid ihrer Umgebung ist ihnen gewiss – ganz im Gegensatz zu einem Schreikind: Hier werden die Eltern für das »Fehlverhalten« verantwortlich gemacht.

Am Ende der ersten drei Lebensmonate erscheint fast nie ein Zähnchen. Dennoch spricht der Volksmund vom sogenannten Einschießen der Zähne, was ebenso mit starkem Speichelfluss einhergeht wie der Durchbruch der Zähne. Bei den meisten Kindern erscheinen die ersten Zähne zwischen dem sechsten und zehnten Lebensmonat. Der Durchbruch der Backenzähne im zweiten Lebensjahr kann von den gleichen heftigen Beschwerden begleitet sein wie bei den ersten Schneidezähnen.

> Wiederkehrende Arzneien **(häufige): Belladonna, Chamomilla matricaria**, Magnesium carbonicum, Magnesium phosphoricum, **Pulsatilla, Rheum**

Repertorisationsrubriken

Graf (T. 8): Säuglinge/Kinder, Zahnung erschwert – S. 108

Murphy: Kinder, Zahnung schwierig – S. 1126

Belladonna • Bell (Tollkirsche)
Erscheinungsbild   Kind will nicht getragen werden.
Leitsymptome   Plötzliches Schreien; roter Kopf, Augen mit großen Pupillen; rollt mit dem Kopf hin und her – schlägt damit gegen das Bett; Folge von Sonneneinstrahlung; kalte Hände und Füße.
Modalitäten
V   Mitternacht, beim Hinlegen
B   Rückwärtsbeugen, Ruhe, Wärme
Potenzwahl   C6, C30, C200

Chamomilla matricaria • Cham (Feldkamille)
Erscheinungsbild   Eine Wange rot, eine blass. Unleidiges, trotzig erscheinendes Kind.
Leitsymptome   Wirkt ungeduldig und zornig, will ständig getragen werden; will Brust, Spielzeug etc. und lehnt es dann doch ab.
Modalitäten
V   21.00 Uhr
B   Umhertragen (nur für kurze Zeit)
Potenzwahl   C6, C30, C200
Cave: wird (zu) häufig in Selbstbehandlungen zu lange in tiefen Potenzen verabreicht. Coffea gilt als Antidot.

Magnesium carbonicum • Mag-c (Magnesiumcarbonat)
Erscheinungsbild   Anstrengende Nächte für die Eltern; Kind riecht sauer und hat schwitzige Hände und Füße.
Leitsymptome   Krampfhaftes Anziehen der Beine unmittelbar nach dem Stillen; saures Erbrechen von Milch, Kind riecht sauer und hat schwitzige Hände und Füße; schaumiger grünlicher Stuhl.
Modalitäten
V   morgens 3.00–5.00 Uhr, Kälte
B   Bewegung, im Freien, abends, Massage, Druck
Potenzwahl   C6 (evtl. der stillenden Mutter verabreichen)

Magnesium phosphoricum • Mag-p (Magnesiumphosphat)
Erscheinungsbild   Lachen wechselt mit plötzlichem Schreien und Sichkrümmen.
Leitsymptome   Schmerzen plötzlich da – plötzlich weg; saures Erbrechen von Milch, Kind riecht sauer; schaumiger und spritziger, grünlicher Stuhl.
Modalitäten
V morgens, Kälte, nachts
B Bewegung, im Freien, abends, Massage, Druck, Zusammenkrümmen
Potenzwahl   C 6 (evtl. der stillenden Mutter verabreichen)

Pulsatilla • Puls (Küchenschelle)
Erscheinungsbild   Wacher, strahlender Säugling, weint, wenn er nicht getragen wird, braucht viel Zuwendung.
Leitsymptome   Will häufig gestillt werden, trinkt aber wenig; Stuhl wechselt in Konsistenz und Farbe; kalte Hände und Beine; Bettflasche und warmes Bad helfen nicht – braucht frische Luft.
Modalitäten
V Alleinsein, Wärme
B frische Luft, Zuwendung, kalte Anwendungen
Potenzwahl   C 6, C 30, C 200

Rheum • Rheum (Rhabarber)
Ein häufiges Mittel bei Stillkindern.
Erscheinungsbild   Brummiges, unzufriedenes gereiztes Kind. Gereizt wie Chamomilla und quirlig wie Coffea.
Leitsymptome   Das ganz Kind riecht sauer; saure Stühle mehr breiig als flüssig, Kind schreit aggressiv, krümmt sich und versteift den Körper dann wieder; schweißnasses Haar und schwitzt auf der Oberlippe; zittert schnell am ganzen Körper nach dem Entkleiden.
Modalitäten
V Sommer, unreifes Obst (Mutter)
B Wärme, Zusammenkrümmen
Potenzwahl   C 6

Blutungsmittel für Schwangerschaft, Geburt und Wochenbett

Die Tabellen dienen einem schnellen Überblick und helfen, die Mittel auswendig zu lernen und im Ernstfall mit einem Blick besser zu unterscheiden.

Helle Blutung

Da es sich bei einer hellen, also aktiven Blutung vermutlich um eine arterielle handelt, stellt dies eine gefährliche oder gar bedrohliche Situation dar. Entsprechend muss schnell und gezielt gehandelt werden.

Wiederkehrende Arzneien **(häufige): Aconitum, Belladonna**, Erigeron, Ipecacuanha, Millefolium, **Phosphor, Sabina,** Trillium pendulum, Ustilago (s. Tabelle, S. 218–221)

Dunkle Blutung

Diese ist eher passiv, venös und meist sickernd, daher besteht etwas mehr Zeit, ein Mittel zu finden und zu geben.

Wiederkehrende Arzneien **(häufige):** China, Crocus, Ferrum metallicum, **Hamamelis**, Platinum, **Secale, Ustilago** (s. Tabelle, S. 222f.)

Helle Blutung

Arzneimittel	Blutung hell	Modalitäten
Aconitum	große Klumpen	nichts bekannt
Belladonna	gussweise, heiß, gerinnt schnell zu Klumpen	V geringste Erschütterung
Erigeron	flüssig, tröpfelnd bis schwallartig	V geringste Bewegung B absolute Ruhe
Ipecacuanha	stetig, anhaltend, reichlich, gussweise	V Bewegung B Rückenlage
Millefolium	profus, flüssig, anhaltend	V Überanstrengung, geringste Bewegung
Phosphor	reichlich, dünn, anhaltend, zeitweise stillstehend	V Bewegung, Schreck, Stress, Aufregung B Schlaf, Ruhe
Sabina	leuchtendrot mit dunklen großen Klumpen wie Leberstücke	V geringste Berührung B flach liegen, frische Luft
Trillium pendulum	profus, gussweise hell und dunkel, klumpig	V geringste Bewegung B enge Bandage

Schmerz	Erscheinung	Charakteristika
stechend, schießend, quälend	Todesangst, rotes Gesicht, Herzklopfen, Ohnmachtsneigung, Schwindel	Geburt; Folge von Schreck und Panik
stark mit kurzen Kontraktionen, Abwärtsdrängen	heißes rotes Gesicht, große Pupillen, schwitzige Haut	Geburt heftig, Überempfindlichkeit aller Sinne
nichts bekannt	schwach, blass	Abortus imminens; Blasen-, Darmreizung
schneidend, stechend	reizbar, schwacher Puls, Ohnmachtsneigung, blass	Übelkeit bei drohendem Abort, während der Geburt, bei der Plazentalösung
schmerzlos	hysterisch, nervös, hochmütig, überempfindlich	Schwangerschaft, Geburt, Folge von Über-anstrengung; Aconit ohne Angst, folgt gut auf Arnica
krampfartig, Kreuzschmerzen	sanguinisch, blass; Verlangen nach kalten Getränken und Speisen	Blutungsneigung; furchtsam; liebt Gesellschaft
vom Kreuz zum Schambein, pulsierend mit Gelenk-schmerzen; von der Vagina aufwärts	matt, mutlos; kann Musik nicht ertragen	Plazentaretention, Atonie, Abortneigung
krampfartig; Rückenschmerzen: Kreuzbein wie gebrochen	kalte Extremitäten; Schwindel; Durst auf Kaltes	nach jeder Geburt Erschöpfung, allgemeine Blutungsneigung

Arzneimittel	Blutung hell	Modalitäten
Ustilago	atonisch, großklumpig, mit schwarzen Fäden/ Strähnen, fest und flüssig zu gleichen Teilen, stinkend	V Berührung, Druck, Aufrichten; Schwangerschaft: nach Untersuchung

Schmerz	Erscheinung	Charakteristika
ziehend in Leiste und Oberschenkel	niedergeschlagen, nervös	Schwangerschaft, postpartum Mattigkeit, Muskelschwäche mit Zuckungen

Dunkle Blutung

Arzneimittel	Blutung dunkel	Modalitäten
China	reichlich, stoßweise, mit Klumpen	V feucht, kalt, Zugluft B Wärme, Druck
Crocus	fast schwarz, fädig, klebrig, zäh	V geringste Bewegung, Schwangerschaft
Ferrum metallicum	blass-schwärzlich, anfallsweise hell mit dunklen Klumpen	B frische Luft V geringste Bewegung
Hamamelis	langsam	V Erschütterung B Ruhe
Platinum	schwarz, teerartig, dick, klumpig	V Berührung, Hitze
Secale	aktiv und passiv, schwarz-braun, wie Tinte, wässrig, übel riechend	V Bewegung, Wärme B Abdecken, Kühle
Ustilago	fädig-strähnig, ständiges sickern	V Berührung, Druck, Aufrichten

Schmerz	Erscheinung	Charakteristika
schmerzhafte Schwere im Becken	erschöpft, nörgelnd	im Wochenbett; Folge von Flüssigkeitsverlust; Auftreiben des Bauches
schneidend im Unterbauch, zum Rücken ausstrahlend	schläfrig, ruhelos, hysterisch	Schwangerschaft, schmerzhafte Kindsbewegungen, eiskalte Füße
Wehen-, kolikartige Kreuzschmerzen	schwächlich, Pseudoplethora	Spät-Schwangerschaft, Schwäche, Anämie, Blutungsneigung
schmerzlos; Abdomen evtl. schmerzhaft, Wundheitsgefühl	ruhig, matt, schwach	Schwangerschaft, große Erschöpfung bei relativ geringem Verlust
krampfartig; Rückenschmerzen, die in die Leiste ausstrahlen	hysterisch, nervös, hochmütig, überempfindlich	Wochenbett, empfindliche Vagina
heftig brennend	ängstlich, unruhig, erschöpft, schwach	protrahierte Geburt, postpartum Uterusatonie, Mehrpara, kribbelnde Haut
ziehend in Leiste und Oberschenkel	niedergeschlagen, nervös	postpartum Muskelschwäche mit Zuckungen

Wehenschmerz – Muttermund

Arzneimittel	Wehen	Schmerz
Aconitum	qualvoll	heftig, unerträglich; in kurzen Abständen
Arnica montana	nicht lokalisierbar	wie zerschlagen
Belladonna	kräftige Wehen: plötzlich da – plötzlich weg	sehr heftig, gebärdet sich
Caulophyllum C 2, C 4 (D 3, D 4)	fördernd	
Caulophyllum C 6, C 12 (D 12)	regulierend krampfartig, kurz, ungenügend	erschöpfend, quälend
Caulophyllum C 30, 200 (D 30, 200)	hemmend	leichte Kontraktionen
Chamomilla matricaria	heftig, quälend	unerträglich
Cimicifuga	erfolglos	krampfartig quer von Hüfte zu Hüfte
Coffea	Ohnmacht in der Wehenpause	unerträglich; orgastisch
Gelsemium	hören wieder auf; schläft in der Wehenpause	kräftig; Hüften und nach oben in den Rücken
Kalium carbonicum	zu schwach und erfolglos; lassen nach	scharfer Rückenschmerz über das Gesäß bis zu den Oberschenkeln

Muttermund	Modalitäten	Charakteristika
trocken	V Mitternacht B frische Luft, Kühle	plötzliche Todesangst, VGT: pathologische Einstellung
berührungsempfindlich, wie wund	V morgens, Bewegung B Liegen	Fruchtblase geöffnet; protrahierter Verlauf
blutet hellrot auf Berührung, spastisch, rigid, sehr schmerzempfindlich	V Mitternacht, Berührung B Wärme, allein	Todesangst; hochroter Kopf; Vierfüßlerstand
verschlossen, unreif	V im Freien B Wärme	bei vorzeitigem Blasensprung
Muttermund nicht passend zu Geburtssituation; unreif, rigid	V im Freien B Wärme	keine Zeit für wirkliches Simile
leicht eröffnet, geburtsreif	V im Freien B Wärme	Frühgeburtsbestrebung
rigid und blutet leicht schmierend bei Berührung	V 21.00 Uhr B Zuwendung	will PDA; hypochondrisch, aggressiv und fast hysterisch
Dystokie; scharf wie Metallring	V Bewegung B im Freien, leichter Druck	relatives Missverhältnis
eröffnet; VGT sichtbar	V Berührung B Wärme, Liegen	Durchtrittsschmerz, Panik
spastisch	V 8.00 Uhr, Bewegung, Berührung B frische Luft, Ruhe	Geburtsstillstand; Zittrigkeit
unauffällig	V 2.00–4.00 Uhr B Druck, Massage	forcierte Selbstkontrolle

Arzneimittel	Wehen	Schmerz
Nux vomica	hören morgens wieder auf	nerven die Frau; Druck auf den Darm bei gering eröffnetem Muttermund
Platinum	enorm kräftig	sehr schmerzhaft; verkrampft, weint
Pulsatilla	unregelmäßig; zu schwach oder zu heftig	im Oberbauch
Sepia	kräftig, aber unwirksam	quälend, abwärtsdrängend, Stiche in der Scheide

Muttermund	Modalitäten	Charakteristika
straff	V Zugluft B Ruhe, Wärme	Brechreiz, will PDA
extrem berührungs-empfindlich; VU fast unmöglich; straff	V abends, nachts, Hitze B im Freien, Weinen	Todespanik; Wunschsectio; kontrolliertes Verhalten
weich, dehnbar	V allein B Spazierengehen, frische Luft	kommt gut mit dem Geschehen zurecht; protrahierter Verlauf; VGT: Beckeneingang
spastisch, rigid	V morgens, abends, Kälte B Wasser, Bewegung, Musik	die Frau für eine Wassergeburt

Wunde Brustwarzen – Schmerzen beim Stillen

Arzneimittel	Brustwarze	Modalitäten
Arnica montana		V nach Bettruhe, Bewegung B Liegen
Borax		V Abwärtsbewegung B Zusammendrücken der Brust
Calendula	leicht gerötet	V abends B still liegen, Wärme
Castor equi	rissig, wund, trockene Areola	
Causticum	wunde, schorfige Warzen; brechen immer wieder auf	V nachts B Wärme, feuchtes Wetter
Chamomilla matricaria	blutig-wunde Warzen	V abends B Zuwendung
Croton tiglinum	Bläschen, rissig, juckend; Bläschen, gelb verkrustet	V Berührung, Sommer B sanftes Reiben
Dulcamara	empfindlich, hart, wund; Herpes	V Temperaturwechsel B Wärme
Graphites	wund, juckend, nach innen gezogen; Bläschen	V morgens, nachts, links B abends, Weinen
Hydrastis canadensis	wund, rissig, eingezogen	V rechts, Kälte B Wärme
Phellandrium	geschwürig, wund, rissig	V beim Stillen, rechts B nach dem Stillen

Schmerz	Muttermilch	Charakteristika
wie Hämatom hinter der Warze		überfordert; Frau pumpt
stechender Schmerz; gegenüberliegende Brust schmerzt beim Stillen	schmeckt schlecht, fadenziehend	Pilzerkrankung (beim Kind); Folge von Kaltwerden
Wundheitsgefühl		
heftiger Juckreiz		Psoriasis, Warzen auf der Brust
Wundschmerz		Folge von Schwäche, Trauma; stillt tapfer mit schlimmsten wunden Warzen
hypochondrisch; Schmerz stärker als Wundbild	blutig, spärlich	will keinen Schmerz mehr aushalten und eher abstillen
extrem berührungs- empfindlich, selbst Kleidung schmerzt		Frau steht unter Druck; anstrengende Nächte; Stimmungs- schwankungen
Kälteschmerz		willensstark; Folge von Nässe
Wundschmerz und zähgelbes Wundsekret mit honigartigen Krusten	gering	besorgte Frau mit ungesunder Haut
Schmerz hinter den Warzen		vergessliche Frau
unerträglicher Schmerz in den Milchgängen, strahlt in Rücken oder Bauch	wird immer weniger	Stimmungs- schwankungen; Angst, den Mutterpflichten nicht gerecht zu werden

Arzneimittel	Brustwarze	Modalitäten
Phytolacca	wund, rissig	V Berührung der Warzen, Kummer, Erkältung, nachts B Wärme, Ruhe
Rhus toxicodendron	wandernde Bläschen	V Kälte, Nässe B Bewegung
Sarsaparilla	eingezogen, rissig, klein	V nachts, Treppensteigen B entblößen
Sepia	kleine Brüste; juckend, wund, empfindlich	V morgens, abends, links B Wärme, warmes Bad
Silicea	gerötet, empfindlich, zurückgezogen, wund	V Kälte, Voll-, Neumond B Wärme
Staphisagria	gerader Riss, wie Messerschnitt	V Kummer, links B Wärme

Schmerz	Muttermilch	Charakteristika
Schmerz zieht durch den gesamten Körper, hohes Fieber wechselt mit Frösteln	zu wenig oder zu viel; blutig, wässrig	typische Grippe-symptome; potenzabhängig: tief = reduziert hoch = regt an
rheumatischer Schmerz	zu wenig	Folge von Überforderung
		alt aussehende Frau
stechend	blutig; knappe Menge	stillt gern mit Stillhütchen oder pumpt
nadelstichartig	eher wenig	schüchtern; will klare Regeln
wechselt den Ort		traumatische Geburt

Milchstau – Mastitis

Arzneimittel	Brust	Modalitäten
Aconitum	heiß, fest	V Mitternacht B im Freien
Apis mellifica	ödematös, heiß, rechts	V 16.00–18.00 Uhr B kalt
Belladonna	heiß, prall, Radspeichensyndrom roter Quadrant rechts	V kalt, Mitternacht B warm
Bryonia	prall, hart wie Stein	V Berührung, Wärme B Kälte, absolute Ruhe
Gelsemium	zum Platzen gespannt	V morgens B frische Luft
Hepar sulfuris	Abszess, eitrige Einschmelzung	V hochgradig berührungsempfindlich B Wärme
Lac caninum	wechselt die Seiten; immer wieder Milchstau und Knotenbildung	V Treppensteigen, Alleinsein B Stützen der Brüste, Gesellschaft
Lachesis muta	links; bläulich marmoriert	V nach dem Schlaf, geringste Berührung B Absonderung jeder Art
Mercurius solubilis	drohender Abszess; heiß, rot, geschwollen	V nachts, Berührung

Schmerz/Fieber	Muttermilch	Charakteristika
plötzlich mit Fieber	plötzlich zu wenig	Angst, Panik Folge von kaltem Wind
stechend, hohes Fieber		fleißige Frau, stillt häufig
pulsierend, fieberhaft; hohes Fieber	reichlich, fließt von selbst	Angst, Folge von Sonne
heftig, dumpf, Fieber mäßig	reichlich; sickert nur, fließt nicht	typisch bei Milcheinschuss; Erkältung reduziert Milchmenge; Folge von Ärger
Kopfschmerz; subfebril		typisch vor der Entlassung oder einem besonderen Anlass
stechend, brennend; fiebrig	blutig	steigende Potenzen; übersteigerte Reaktionen
Wundschmerz, Fieber wechselt	zu wenig oder sehr viel	Folge von Mutter-Kind-Trennung; potenzabhängig: tief = reduziert hoch = regt an
stechend, hämmernd; hohes Fieber	bläulich dünn; Kind verweigert die Brust	temperamentvolle Frau; Folgemittel von Belladonna
Wundgefühl, Eiterungsschmerz	wie verdorben, Kind lehnt MM ab; MM blutig	stinkende Schweiße, Herpes und Aphten; folgt auf Belladonna und Phytolacca

Arzneimittel	Brust	Modalitäten
Phytolacca	viele kleine Knoten	V Berührung der Warzen, Kummer, Erkältung, nachts B Wärme, Ruhe
Pulsatilla	mal prall, mal leer; rechts	V Alleinsein B Trost, frische Luft
Silicea	Lymphknotenschwellung; harte, kalte, Knoten, bleiben lange, auch wenn Entzündung abgeklungen ist	V Voll-, Neumond; Zugluft B Wärme
Staphisagria	links	V Ärger, Kummer B Wärme
Sulfur	juckende, eitrige Brustwarzen; Lymphangitis	V Ruhe, Bettwärme, Wolle B Wärme

Schmerz/Fieber	Muttermilch	Charakteristika
Schmerz zieht durch den gesamten Körper, hohes Fieber wechselt mit Frösteln	zu wenig oder zu viel; käsig, fadenziehend; blutig	häufigstes Mittel! typische Grippesymptome; potenzabhängig: tief = reduziert hoch = regt an
wechselt; zieht sich durch den gesamten Körper	zu wenig, wässrig; zu reichlich; versiegt	typisch bei Milcheinschuss; mit Wochenflussproblemen; Weinerlichkeit
nadelstichartiger Schmerz über den Rücken bis in den Uterus; Frösteln	Kind lehnt MM ab; Milch dünn und blutig	zarte, frierende, ordnungsliebende Frau
heftiger Schmerz		Zustand nach Sectio
brennender Schmerz; hohes Fieber	wenig, blutig	Folge von Antibiotikagaben

Arzneimittelverzeichnis

Register (Kurzrepertorium)

Das nachfolgende Register bzw. Kurzrepertorium dient dem schnellen Überblick bei der Arzneifindung. Es kann aber das Nachschlagen des Arzneimittelbildes bei der entsprechenden Indikation auf keinen Fall ersetzen, auch bezieht es sich nur auf die im Buch erwähnten Arzneien.

Die Wahl des Similes erfolgt grundsätzlich nach der Kunst der Repertorisation, d. h. die Symptome zeigen den Weg zum Simile (vgl. S. 13 u. 16). Um das passende Mittel zu finden, müssen drei bis vier der Krankheitssymptome mit dem Arzneimittelbild übereinstimmen. Die Arzneimittelbilder können über das Register oder das Arzneimittelverzeichnis (s. S. 236–239) nachgeschlagen werden.

Fallbeispiel

Eine Erstgebärende hat 3 Wochen postpartum einen fieberhaften Milchstau. Sie meldet sich frühmorgens bei ihrer Hebamme und berichtet, dass sie <u>nachts plötzlich mit Fieber</u> (38,5 °C) aufgewacht sei. Die rechte Brust tue sehr weh und weise einen roten Fleck am oberen inneren Quadranten auf. Die Frau will wissen, ob sie trotz erhöhter Temperatur stillen kann.

Die Hebamme stellt folgende Fragen: „War der Fleck schon gestern zu sehen? Gab es gestern besondere Ereignisse? Schmerzt die Brust auf Berührung? Haben Sie bereits Umschläge oder Wickel gemacht? Wenn ja, kalt oder warm?"

Die Frau antwortet, der Fleck habe sich erst mit dem Fieber um Mitternacht gezeigt. Der wunderschöne Sonnentag sei unauffällig gewesen, sie habe die herrliche <u>Frühlingssonne</u> auf der Terrasse genossen. Nachts habe sie die schmerzhafte Seite nicht anlegen wollen, aber die Brust habe sich so entsetzlich voll angefühlt. Erst nach Einpucken des Kindes sei es möglich gewesen, das Kind an der Brust zu stillen, weil so die Händchen die schmerzende Brust <u>nicht berühren</u> konnten. Angeregt durch einen Tipp aus einem Buch habe sie danach <u>Kühl-akkus</u> auf die Brust gelegt, dies sei aber <u>nicht angenehm</u> gewesen bzw. habe die Beschwerden nicht gelindert.

Suche nach der Indikation im Register

Milchstau – Mastitis S. 162–169, 232–235 Acon, Apis, Bell, Bry …

Belladonna (Kurzform: Bell) beschreibt diesen Fall. Folgende Symptome sind auf S. 164 bei dem Arzneimittelbild zu finden: Folge von Sonneneinstrahlung; plötzliche Schmerzen mit Fieber; roter, scharf begrenzter Quadrant; V Mitternacht, Berührung, Kälte.

Hinweis: Bei den Indikationen sind auch Arzneimittel mit aufgenommen worden, die im Buch an anderer Stelle erwähnt werden.

Suche nach Symptomen im Register

(im Fallbeispiel unterstrichen)

• Fieber um Mitternacht	Acon, *Bell*
• Folge von Sonneneinstrahlung	*Bell*, Ferr-p, Nat-m, Op, Verat
• Berührungsempfindlichkeit	Arn, *Bell*, Cast-eq, Crot-t, Mur-ac, Nat-s, Ph-ac,
• Kälte verschlimmert	*Bell*, Calc-c, Calc-p, Caps, Hydr, Kali-c, Nat-c, Phel, Pyr, Sil

Mittelwahl: Belladonna – es ist das einzige Mittel, das in allen Rubriken vorkommt (zur Verdeutlichung kursiv gesetzt).

Führt das gefundene Mittel aus dem Spektrum dieses Buches nicht zum Erfolg, muss das Simile mittels eines großen Repertoriums gewählt werden (s. S. 33 ff.).

A Abneigung gegen Alleinsein   Kali-br, Kali-c, Phos, Puls
Abneigung gegen Bauchlage   Sulf
Abneigung gegen Eier   Colch
Abneigung gegen Fettes   Puls, Thyr
Abneigung gegen Fisch, Fleisch   Colch, Puls, Zinc
Abneigung gegen Gemüse   Mag-c
Abneigung gegen Getragenwerden   Bell
Abneigung gegen kaltes Wasser   Calad
Abneigung gegen Koitus   Sep
Abneigung gegen Milch   Sep
Abneigung gegen Reden   Clem, Sabin
Abneigung gegen Süßes   Zinc
Abneigung gegen Wollkleidung   Sulf
Absonderung, gelbliche aus Augen und Nase   Puls
Abstillen   siehe Entwöhnung von der Brust
Abszess   Hep, Merc, Myr
Adipositas   Calc
Adoptionskind   Lac-c
After   siehe Anus
Aggressivität   Cham
Anämie   S. 37–39   Alf, Chin, Ferr, Ferr-phos, Phos, Puls,
Aufbaumittel Stadelmann
Ängste – Träume   S. 40–42   Acon, Ars, Asar, Bell, Coff,
Gels, Ign, Kali-br, Op, Plat, Puls, Sep
Ängstlichkeit   Ars, Calc-p, Canth, Kali-c, Sec, Sil, Op,
Phos
Anpassungsstörungen des Neugeborenen   S. 179 ff.
Acon, Ant-t, Arn, Ars, Bell, Camph, Carb-v, Chin, Cupr,
Lach, Laur, Op
Anus, wunder   Aesc, Caps, Sulf
Apathie   Apis, Gels, Op
Aphten   Merc, Nat-c
Appetitlosigkeit   Alf, Chin
Atemnotsyndrom des Neugeborenen   Acon, Ant-t, Arn, Ars,
Bell, Camph, Carb-v, Chin, Cupr-m, Lach, Laur, Op
Atemnot beim Einschlafen   Valer

Atmung stöhnend   Arn, Op
Aufgedrehtheit   Coff
Aufgeregtheit   Aur, Gels, Plat
Aufstoßen   Calc, Chin, Caps, Carb-v, Lac-ac, Lyc, Mag-c, Nat-p
Augen, Druck auf den   Gels
Augenlidschließen, krampfhaftes   Nat-m
Augenringe   Chin, Ip, Ph-ac
Ausfluss (Fluor)   Kreos, Puls, Sep, Thuj

B Bauchschmerzen   Bell-p, Coloc, Dol, Jal, Plum
Beine, Anziehen der   Cham, Mag-c
Beine kalt   Carb-v, Puls
Beine ruhelos   Rhus-tox, Valer, Zinc
Beine schwer   Sep, Vib
Berührungsempfindlichkeit   Arn, Bell, Cast-eq, Crot-t,
    Mur-ac, Nat-s, Ph-ac
Beziehungskrise   Sep
Blähungen – Dreimonatskoliken S. 182–187   Arg-n, Bell,
    Carb-v, Cham, Chin, Coloc, Cupr, Dios, Dol, Kali-ch, Lyc,
    Mag-c, Mag-p, Med, Nat-p, Nat-s, Nux-v, Ph-ac, Puls,
    Rheum, Sanic, Thyr, Valer
Blasenbeschwerden   siehe Harnwegsbeschwerden
Blässe   Borx, Carb-v, Graph, Ip, Kali-c, Lac-ac, Ph-ac, Sec,
    Tab, Thuj, Verat
Blutung, dunkle   S. 118, 217, 222f. (Tab.)   Chin, Croc,
    Ferr-m, Ham, Plat, Sec, Ust
Blutung, helle   S. 118, 217, 218–221 (Tab.)   Acon, Bell,
    Erig, Ip, Mill, Phos, Sab, Tril-p, Ust
Brennen an Zunge und im Magen   Caps
Brennen der Augen   Stict
Brennen der Haut, Fußsohlen, Handfläche   Calad, Canth,
    Sang
Brennen im Genitalbereich   Carb-v, Kreos, Urt-u
Brüste, -warzen empfindlich   Cast-eq, Clem, Crot-t, Bry,
    Dulc, Hep, Lac-c, Phel, Phyt, Sep, Sil, Staph
Brustknoten   Lac-c, Phyt,Sep, Sil

Brustwarzenprobleme (Wundheit, Schrunden/Rhagaden) S. 154–160, 228–231 (Tab.) Arn, Cal, Cast-eq, Caust, Cham, Dulc, Graph, Hydr, Phel, Phyt, Sars, Sep, Sil, Staph, Sulf
Brustwarzen eingezogen   Graph, Hydr, Sars, Sil
Brustwarzen rissig, wund   Cal, Cast-eq, Caust, Cham, Crot-t, Dulc, Graph, Hydr, Phel, Phyt, Sep, Staph, Sulf
Brustwarzen, Bläschen auf   Crot-t, Graph, Rhus-t, Staph
Brustwarzen jucken   Cast-eq, Graph, Phel, Sep, Sulf

C Cervix spastisch   siehe Muttermund
Cystitis   Canth, Dulc, Sep, Staph

D Daumen in der Faust   Cupr-m
Deflexionshaltung   Acon, Caul, Cimic, Kali-c, Puls
Depression   Aur, Ign, Kali-br, Lac-c, Sep, Zinc
Diabetes   Colch, Lac-ac, Phos, Zinc
Diarrhoe   Ars, Carb-v, China, Coloc, Kali-chl, Magn-c, Nux-v, Phos, Ph-ac, Puls, Sulf
Druck auf Blase, Darm   Nux-v, Sep
Druck auf Nasenwurzel   Stict
Durst auf kalte Milch   Ph-ac, Phel
Durst auf Kaltes   Acon, Berb, Bry, Dulc, Merc, Phos, Thyr
Durst   Cham, Lac-ac, Merc, Phos, Sulf
Durstlosigkeit   Apis, Bell, Ip, Puls

E Eierunverträglichkeit   Ferr-m
Eifersucht   Apis, Puls, Staph, Stram
Einschlafstörungen   Op, Phos, Puls, Zinc
Ekel, Speisen   Alet, Cocc, Colch, Sanic, Sep
Ekzeme   Calc, Lyc, Sulf, Merc, Rhus-t, Staph
elender Zustand   Ars, Asar, Caust, Helon, Nux-v, Pyrog, Tab
Emesis   siehe Übelkeit – Erbrechen
Empfindlichkeit gegen Kälte, Nässe   Calc, Calc-p, Dulc, Ferr-p, Rhus tox

Entwöhnung von der Brust – Abstillen S. 160ff. Bry, Lac-c, Phyt, Puls

EPH-Gestose Apis, Bell, Nat-m, Puls, Sanic, Sang

Erbrechen siehe Übelkeit – Erbrechen

Erkältung S. 43–45 Acon, Bry, Dulc, Ferr-p, Luf, Phyt, Puls, Rumx, Stict

Erröten Ferr, Ferr-p, Lach

Erschöpfung durch lange Stillzeit Alf, Arn, Aven, Calc, Carb-v, Caul, Chin, Colch, Helon, Nat-c, Nat-m, Ph-ac, Sep, Aufbaumittel Stadelmann

Euphorie Coff, Cypr

Exzentrik Plat

F Fieber S. 45–49 Acon, Ars, Bell, Bry, Ferr-p, Gels, Lach, Merc, Mill, Phyt, Puls, Pyr, Stram

Fieber, allmählich Gels

Fieber, mäßig (subfebril) Bry, Gels, Merc

Fieber, Mitternacht Acon, Bell

Fieber, morgens Gels

Fieber, nachmittags Apis

Fluor siehe Leukorrhoe

Folge von »Fleißigkeit« Apis, Aur

Folge von Alkohol-, Drogenkonsum Aven, Nux-v, Op

Folge von Amalgamfüllungen Merc

Folge von anstrengender Geburt Arn, Rhus-t

Folge von Antibiotikagabe Sulf

Folge von Ärger Apis, Bry, Cham

Folge von Blutverlust Chin

Folge von Demütigung Staph

Folge von Eifersucht Apis, Puls, Staph, Stram

Folge von Eisensubstitution Puls

Folge von falscher Ernährung Nux-v

Folge von fettem Essen Puls

Folge von Fischunverträglichkeit Urt-u

Folge von Flüssigkeitsverlust Chin, Crot-t, Aufbaumittel Stadelmann

Folge von Gebärmuttertrauma   Bell-p
Folge von geistiger Überarbeitung   Alf, Ph-ac
Folge von Genussmitteln   Nux-v
Folge von kaffeetrinkender Mutter   Coff
Folge von Kaiserschnitt   Staph
Folge von kaltem Wind   Acon
Folge von kalten Anwendungen post partum   Canth
Folge von Klinikaufenthalt   Lac-c
Folge von körperlicher Überanstrengung   Arn, Rhus-t
Folge von Kummer   Aur, Coloc, Ign, Kali-br, Nat-m, Ph-ac,
    Puls
Folge von künstlicher Ernährung   Alum, Nux-v
Folge von Medikamenten, Narkose   Hyper, Op, Nux-v, Sec
Folge von Missbrauch von Abführmitteln   Nux-v
Folge von Missbrauch   Op, Staph
Folge von Nabelschnurstrangulation   Bell, Chin, Lach
Folge von Nässe   Cal-c, Ferr-p, Dulc, Rhus-t
Folge von obstessender Mutter   Nat-s
Folge von Reizüberflutung   Coff, Cypr, Nux-v
Folge von Säfteverlust   Chin, Crot-t, Ph-ac, Aufbaumittel
    Stadelmann
Folge von Schlafmangel, -störungen   Aur, Cocc, Coff, Nux-v,
    Op
Folge von schlechten Nachrichten   Gels
Folge von Schnittverletzung   Staph
Folge von Schock, Schreck   Acon, Arg-n, Op
Folge von Sonneneinstrahlung   Bell, Ferr-p, Nat-m, Op, Verat
Folge von Stress   Nux-v
Folge von traumatischer Geburt   Arg-n, Arn, Caust, Rhus-t,
    Staph
Folge von Trennung vom Kind/von der Mutter   Lac-c
Folge von Überanstrengung   Arn, Helon, Mill, Rhus-t
Folge von Überheben   Bry, Rhus-t
Folge von übermäßigem Teegenuss   Dios
Folge von Überreiztheit der Sinne   Cham, Coff, Nux-v, Valer
Folge von Übersäuerung   Lac-ac

Folge von unterdrückenden Maßnahmen   Sulf, Zinc
Folge von Vergewaltigung   Op, Staph
Folge von Verschlucken   Cupr-m
Folge von Wut, Zorn   Cham, Coloc, Stram
Fontanelle groß   Calc, Calc-p
Frau älter aussehend   Lyc, Ph-ac, Sars
Frau beleidigt   Puls
Frau chaotisch   Sulf
Frau depressiv   Aur, Ign, Kali-br, Lac-c, Sep, Zinc
Frau dogmatisch, dominant   Kali-c, Lyc, Plat
Frau glücklich   Calc, Coff, Puls
Frau hager   Calc-p, Cimic, Ph-ac, Phel, Plat, Sec
Frau hysterisch   Ars, Cham, Cimic, Coff, Croc, Mill, Plat
Frau intellektuell   Sep, Plat, Nat-m
Frau juvenil   Ferr, Ferr-p, Lac-c, Sanic
Frau lebensaktiv, -lustig   Coloc, Phos, Sulf, Tub-k
Frau lehnt Hilfe ab   Arn, Cham
Frau liebt Musik, Tanz   Sep
Frau temperamentvoll   Bell, Lach
Frau überreagiert, hypochondrisch   Ars, Cham, Cimic, Nux-v
Frau wie gelähmt   Caust, Gels
Fremdeiweißbelastung   Thuj
Frieren, Frösteln   Chin, Phyt, Puls, Graph
Füße heiß   Puls, Sulf
Füße kalt, feucht   Bell, Calc, Dulc, Phos
Fußsohlen empfindlich   Sang, Zinc

G **Geburt   S. 108–121, 224–227 (Tab.)**   Acon, Arn, Bell,
    Caul, Cham, Cimic, Coff, Gels, Kali-c, Nux-v, Plat, Puls, Sep
Geburtsverletzungen (beim Neugeborenen)
    S. 181 f.   Apis, Arn, Hyper, Rhus-t, Rut, Staph, Symph
Geburtsvorbereitung   S. 49 ff.   Caul, Cimic, Coff, Gels,
    Puls
Gedächtnisschwäche   Hydr, Lyc
Gedeihstörung   Cal, Nat-c, Lyc, Sil
Gefühl für volle Blase fehlt   Caust

Gefühl wie Bluterguss im Bauch   Arn, Bell-p
Gefühl wie seekrank   Cocc, Tab
Gelenkverletzung   Ruta, Symph
Geräuschempfindlichkeit   Asar, Borx, Coff, Op, Phos, Sabin, Sil, Zinc
Gereiztheit   Alet, Aur, Bry, Bell, Canth, Coff, Kreos, Lac-c, Nux-v, Sabin, Sanic
Geruchsempfindlichkeit   Ars, Asar, Coff, Kreos, Plat, Sep
Gesicht rot   Acon, Bell, Cham, Op
Gliederzittern   Cupr-act, Gels, Plat, Zinc

H **Haarausfall   S. 122 ff.**   Calc-c, Lach, Lyc, Ph-ac, Sep, Sulf
Haare verfilzt   Viol-t
Hämatom   Arn, Bell-p, Ham, Led
Hämorrhoiden   S. 51 ff.   Aes, Arn, Capsi, Coll, Ham, Mur-ac
Hände kalt   Bell, Phos, Puls
Hände nervös   Kali-br
Harnverhalten – Harnwegsbeschwerden   S. 53–57, 124–128   Apis, Berb, Canth, Caust, Dulc, Equis, Puls, Sep, Solid, Staph
Haut kalt, zyanotisch   Acon, Cupr-m
Haut rissig an Fersen u. Händen   Lyc
Hautausschlag   Calc, Canth, Dol, Lyc, Merc, Mez, Rhus-t, Sep, Staph, Urt-u
Hautausschlag durch Wollkleidung   Phos, Puls, Sulf
Hauterkrankung mit Eiterungsneigung   Hep, Sulf
Hautfarbe fahlgelb   Chin
Hautflecken   Thuj
Hautjuckreiz   S. 57–61   Calad, Calc-c, Canth, Dol, Lyc, Merc, Rhus-t, Sep, Staph, Urt-u
Hauttrockenheit   Acon, Alum, Bry, Calc, Graph, Lyc
Heißhunger nachts   Chin, Zinc
Herpes   Dulc, Merc, Nat-m Thuj, Rhus-t, Urt-u
Herzbeschwerden   Acon, Aur, Bell
Herzklopfen   Aur, Ign, Lyc, Nat-m, Phos

Konzentrationsprobleme   Lyc, Stict
Kopf rot   Aur, Bell, Gels, Phos
Kopfrollen   Bell, Zinc
Kopfschmerzen   Apis, Bell, Coff, Ferr, Gels, Lach, Stict
Körpergeruch fischig   Med
Körpergeruch sauer   Calc, Mag-c, Mag-p, Rheum
Körpergeruch unangenehm   Sulf
Krampf   Cupr-m
Krampfadern   siehe Venenprobleme – Varizen
Krämpfe im Gesäß   Sep
Krämpfe im Rektum   Lyc
Krämpfe in den Fußsohlen   Calc
Kreislaufprobleme   Ars, Graph, Tab, Verat
Kritikempfindlichkeit   Ign, Sil, Staph
Kummer   Aur, Caust, Ign, Kali-br, Nat-m, Puls, Staph

L   Labien, Brennen, Schwellung der   Apis, Kreos
Lachen unmotiviert, albern   Apis, Ign
Lebensmittelvergiftung, Verdacht auf   Ars
Leber berührungsempfindlich   Lyc, Nat-s
Leberflecken   Lyc
Leukorrhoe   Calad, Kreos, Puls, Sanic, Sep, Staph, Thuj
Lidrandentzündung   Apis, Arg-n, Calc, Graph, Sil, Rhus-t,
   Staph, Sulf
Lippen blass, rissig   Kali-chl, Nat-m
Lochialstau   S. 139 ff.   Bell, Bell-p, Lach, Puls, Sep
Luxation   Arn, Rhus-t, Ruta, Symph
Lymphangitis   Calc, Sulf

M   Magenbeschwerden, -krämpfe   Caps, Mag-c, Nux-v, Sep
Melancholie   Clem, Plat, Plb
Milcheinschuss   Bry, Phyto, Puls
Milchschorf   S. 190 ff.   Calc-c, Graph, Mez, Staph, Viol-t
Milchstau – Mastitis   S. 162 – 169, 232 – 235 (Tab.)   Acon,
   Apis, Bell, Bry, Gels, Hep, Lac-c, Merc, Phyto, Puls, Sil,
   Staph, Sulf

Minderwertigkeitsgefühl   Chin, Lyc, Puls

Müdigkeit   Acon, Alet, Alf, Alum, Aven, Calc, Chin, Gels, Luf, Mand, Mag-c, Nux-v, Ph-ac, Staph

Mund- und Windelsoor   S. 192 ff.   Borx, Kali-chl, Merc, Nat-c, Nat-m, Sulf

Mundgeruch   Caps, Merc, Puls, Thyr

Mundtrockenheit   Thyr

Muskelzittern, -zuckungen   Gels, Op, Zinc

Mutterbandschmerzen   S. 69 ff.   Alet, Clem, Helon, Sep

Muttermilch blutig   Bufo, Cham, Hep, Merc, Phyt, Sep, Sil

Muttermilch, zu viel   S. 169 f.   Bry, Calc-c, Lac-c, Phyto, Puls

Muttermilch, zu wenig   S. 171 – 174   Agn, Calc-c, Dulc, Ign, Lac-c, Nat-m, Puls, Sep, Zinc

Muttermund   siehe Wehenschmerz – Muttermund

Muttermund berührungsempfindlich   Arn, Bell, Plat

Muttermund blutet hellrot   Bell

Muttermund blutet schmierend   Cham

Muttermund rigid   Bell, Cham, Cimic, Gels, Sep

Muttermund spastisch   Bell, Caul, Cham, Gels, Nux-v, Sep

Muttermund trocken   Acon

Muttermund unreif, verschlossen   Caul, Cimic

Mykose im Narbenbereich   Staph

N Nabelbluten (Neugeborenes)   Arn, Phos

Nabelprobleme   S. 194 ff.   Arn, Calc-c, Calc-p, Sil, Thuj

Nachwehen zu schwach, keine   Bell-p, Caul, Sec

Nachwehen, kräftige   S. 128 – 131   Caul, Cham, Cupr-m, Kali-c, Sec, Sep

Nasenbluten   Ham, Ferr-p, Sep

Nasenschleimhaut trocken   Stict

Nervenschmerz   Hyper, Symph

Nervosität   Asar, Calad, Helon, Nux-v, Valer, Zinc

Nesselsucht   Urt-u

Neugeborenenakne   S. 197 ff.   Calc-c, Puls, Ran-s, Rhus-t, Sulf

Neugeborenes altklug   Lyc

Neugeborenes zart Phos, Sil
Neugeborenenstühle siehe Stühle
Neurodermitis, Verdacht auf Calc-c, Graph, Sulf
Nierenbeschwerden Alf, Apis, Berb, Canth, Dulc, Lyc, Puls,
 Sep, Solid, Sulf
Nörgeln Chin, Helon

O Obstipation siehe Verdauungsbeschwerden
 Obstipation (beim Neugeborenen) **S. 199 ff.** Alum,
  Calc-c, Nux-v, Op, Sil
 Ödeme S. 71 ff. Apis, Nat-m, Puls, Sanic, Sep, Solid
 Ohnmacht Coff, Chin, Sep, Op
 Ohrläppchen rissig Sulf, Viol-t

P Panik Acon, Coff, Cupr-m
 Pessimismus Cimic, Thuj
 Pflichtbewusstsein Bry
 Phlegma Alum, Calc, Cocc, Graph, Lac-ac, Plb
 Pigmentflecken Lyc

 Plazentaretention – Blutungen S. 117 – 121 Canth, Caul,
  Kali-c, Nux-v, Puls, Sabin, Sec, Sep; siehe auch Blutung
 Pressdrang, »falscher« Nux-v
 Pseudoplethora Ferr, Ferr-p
 Pucken Lac-c, Sulf
 Puls, rasch, schwach, unregelmäßig Aur, Ferr-p, Phos
 Pupillen groß Acon, Bell

Q Quetschungsgefühl Arn, Bell-p

R Redseligkeit Cimic, Cypr, Lach, Plat, Pyrog, Stict
 Reizbarkeit Canth, Cham, Coff, Mez, Lac-c, Sab, Thuj, Zinc
 Reizüberflutung Coff, Nux-v
 relatives Missverhältnis Cimic, Puls, Tub
 Reserviertheit Kali-c, Nat-m
 Restharnbildung Caust

Rheumatische Beschwerden   Cimic, Rhus-t, Phyto

rot, Aussehen   Acon, Bell, Cal, Cham, Ferr-p, Hep, Med, Op, Sulf

Rückbildung, pathologische   S. 132–141   Arn, Bell-p, Nux-v, Puls, Sep

Rückbildung, physiologische   S. 131f.   Arn, Puls

Rückenschmerzen   Bry, Ferr-p, Helon, Kali-c, Plat, Puls, Phos, Rhus-t, Sep, Tril-p, Vib

Ruhe, bessert   Acon, Asar, Bell, Bry, Calc-p, Mag-p, Mand, Merc, Nux-v, Op, Phyt

Ruhe verschlimmert   Apis, Arn, Aven, Bell-p, Canth, Gels, Merc, Phos, Rhus-t, Sulf, Tub, Valer, Zinc

S Säfteverlust   Chin, Crot-t, Aufbaumittel Stadelmann

Säuglingsschnupfen   S. 201–204   Acon, Calc-c, Dulc, Ferr-p, Luf, Puls, Rumx, Samb, Stict

Scheideninfektion   siehe Vaginalerkrankungen

Schilddrüsenunterfunktion, Verdacht auf   Graph

Schlafprobleme – Schreikinder   S. 205–210   Acon, Bell, Cham, Coff, Cypr, Jal, Lac-c, Mand, Nux-v, Op, Phos, Valer, Zinc

Schlafprobleme (Schwangerschaft)   S. 74–77   Aur, Aven, Coff, Kali-b, Kali-c, Nux-v, Op, Puls, Stram, Valer

Schläfrigkeit   Kali-br, Op

Schleimhäute trocken   Acon, Bry

Schleimhautreizung, -schwellung   Phel, Kali-chl

Schluckauf   Asar, Cocc, Lyc, Op

Schlupfwarzen   Graph, Hydr, Sars, Silc

Schmerzen beim Stillen   S. 174–178, 228–231 (Tab.)   Borx, Bry, Bufo, Crot-t, Phel, Phyto, Puls, Sil

Schmerzen beim Stuhlgang   Aesc, Caps, Coll

Schmerzen beim Wasserlassen   Apis, Berb, Canth, Dulc, Equis, Puls, Sep

Schmerzen brennend   Apis, Ars, Berb, Canth, Caps, Carb-v, Coloc, Equis, Hep, Kreos, Lac-ac, Sil, Stict, Urt-u, Puls,

Schmerzen im Anus   Aesc, Arn, Caps, Coll, Coloc, Phos

Schmerzen im Oberbauch   Lyc, Puls
Schmerzen im Rektum   Nux-v, Op, Sep
Schmerzen kommen und gehen   Mag-p
Schmerzen nach Stuhlgang   Aesc
Schmerzen plötzlich   Acon, Bell, Mag-p
Schmerzen stechend   Apis, Borx, Caps, Clem, Hep, Hydr, Nux-v, Phel, Phyt, Sep, Sil, Staph
Schmerzen wellenartig   Coloc, Mag-p
Schmerzen wie rheumatisch   Phyt, Rhus-t
Schmierauge   S. 210 ff.   Arg-n, Hep, Puls
Schnupfen   siehe Erkältung; Säuglingsschnupfen
Schreckhaftigkeit   Borx, Coff, Kali-c, Nat-p, Zinc
Schreiattacken   Coloc
Schreien bei Abwärtsbewegungen   Borx
Schreien nachts   Acon, Calc, Coff, Cypr, Jal, Nux-v
Schreien, heftiges, plötzlich   Acon, Cham, Cupr-m, Bell, Mag-c
Schulterschmerzen   Sang
Schüchternheit   Sil, Staph
Schwäche   S. 141–144   Alum, Chin, Luf, Ham, Sabin, Ust; siehe auch Anämie
Schwächlichkeit (Neugeborenes)   Alum, Nat-c, Sil
Schweiß säuerlich   Calc, Rheum
Schweißausbruch   Calc, Kali-c, Mag-c, Merc, Pyrog, Verat
Schweregefühl im Unterleib   Alet, Sep
Schwermut   Aur, Bell-p
Schwindel   Acon, Carb-v, Ferr, Ferr-p, Nat-m, Tril-p
Schwitzen   Apis, Bell, Calc-c, Chin, Mag-c, Merc, Nat-m, Puls, Rhus-t
sekundäre Wundheilung   Caust, Staph, Symph
Selbstmordgedanken   Aur
Selbstvorwürfe   Aur
Senkungsbeschwerden – Senkwehen   S. 77 f.   Caul, Helon, Nux-v, Sep
Senkungsgefühl   Clem, Ferr-p, Sanic, Sep
Sensibilität für atmosphärische Schwingungen   Phos, Sil

Sicherheitsbedürfnis   Ars, Bry
Sichkrümmen   Chin, Colch, Coloc, Mag-p, Rheum
Sinnestäuschungen   Op
Sodbrennen   S. 79 f.   Caps, Lac-ac, Lyc, Merc, Nat-p, Puls, Zinc
Soor   Hydr, Phel, Sep, Sulf, Med
Sorgen ums Kind   Acon, Ars, Calc, Cocc, Cupr-m
Sorgen   Calad, Graph, Lyc, Mag-c
Speichel klebrig, übel riechend   Merc
Speichelfluss   Asar, Kreos, Lac-ac
Stauung, venöse   Lach, Puls
Steißbeinbeschwerden   Hyper, Ruta Symph
Steißlage   S. 81 f.   Acon, Puls, Tub
Stiche in der Vagina   Sep
Stillen bevorzugt mit Stillhütchen, Pumpe   Sep
Stillprobleme   siehe Milchstau – Mastitis; Muttermilch
Stimmungsschwankungen   Crot-t, Phel, Puls, Sep
Stimmungstief – Babyblues   S. 145–149   Aur, Ign, Kali-c, Lyc, Nat-m, Plat, Puls, Sep, Zinc
Stirnkopfschmerz   Bell, Gels
Striae   Thuj
Stuhl breiig   Rheum
Stuhl dünnflüssig   Coloc
Stuhl geleeartig   Coloc
Stuhl geleeartig, sauer, wässrig, leicht blutig   Coloc
Stuhl groß, hart   Alet, Plb
Stuhl hart, kleinkugelig   Alum, Coloc, Nux-v, Plat Sil
Stuhl klebrig   Plat
Stuhl mit blutigem Schleim   Caps
Stuhl rund, hart, schwarz, stinkend   Op
Stuhl säuerlich   Calc, Rheum
Stuhl schaumig, grünlich   Mag-c, Mag-p
Stuhl schleimig, Konsistenz wechselhaft   Puls
Stuhl schleimig-grün   Kali-chl
Stuhl schwärzlich, klumpig   Plb
Stuhl spritzig, wässrig, erschöpfend, leicht blutig   Phos

Stuhl übel riechend   Sulf
Stuhl wässrig   Nat-s, Ph-ac
Stuhl weiß   Dol
Stuhl wie gehackte Eier mit Spinat (Neugeborenes)   Cham
Stuhldrang erfolglos   Coloc, Lyc, Plb
Symphysenüberdehnung (-schmerz)   Calc-p, Symph

T Tagesrhythmus fehlt   Nux-v
Todesangst   Acon, Asar, Coff, Op
Todesgedanken (Suizid-)   Aur
Trägheit   siehe Phlegma
Traumatisierung   Arg-u, Arn, Bell-p, Caust, Ign, Rhus-t, Staph
Träume   siehe Ängste – Träume
Traurigkeit   Agn, Ign, Lac-c, Nat-m, Plb
Treppensteigen verschlimmert   Lac-c, Plat, Sars
Trinkprobleme   Calc-p, Chin, Nat-c, Nat-s
Trostbedürftigkeit   Puls

U **Übelkeit – Erbrechen   S. 82–88**   Alet, Ars, Asar, Cocc,
Colch, Ip, Kreos, Lac-a, Mag-c, Nat-p, Nux-v, Phos, Puls,
Sep, Tab, Thyr
Übellaunigkeit   Ip, Lyc, Nux-v
Überempfindlichkeit   Asar, Bell, Colch, Lac-c, Mill, Phel, Plat,
Thuj, Valer
Übergewicht   Calc, Graph
Überreizung   Canth, Coff, Nux-v
Übersäuerung   Mag-c, Nat-p, Rheum
Überstrecken   Mand, Dios
Übertragungssituation   Caul, Cimic, Gels, Puls
Ulzerationen   Merc
Ungeduld   Aur, Cham, Rhus-t
Unnahbarkeit   Colch, Kali-c, Nat-m
Unruhe   Calad, Calc-c, Carb-v, Coff, Gels, Lac-c, Med, Merc,
Nat-s, Rhus-t, Tub-k, Zinc
Unzufriedenheit   Alet, Apis, Calc, Merc, Rheum, Thuj
Urethra, Brennen der   Berb, Urt-u, Puls

Verlangen nach Schmerzmittel   Cham, Cimic, Plat
Verlangen nach Süßem   Chin, Lyc, Nat-p, Phos, Sulf, Staph, Thyr
Verlangen nach Trost   Cham, Nat-m, Puls, Sep, Sil
Verlangen nach Würzigem   Calc, Chin
Verlangen, sexuelles   Plat, Staph, Zinc
Verletzung der Knochenhaut   Symph
Verstauchung   Arn, Rhus-t, Ruta, Symph
Verwirrtheit   Clem, Kali-br, Pyrog, Zinc
Verzweiflung   Bell, Cham
VGT über Beckeneingang   Cimic, Puls, Tub
Vierfüßlerstand bevorzugt   Bell
Vorzeitige Wehen   S. 102ff.   Caul, Kali-c, Puls, Sep, Vib
Vulva empfindlich   Plat, Thuj
Vulvaödem   Apis
Vulvavarizen   Sep, Zinc

W   Wachheit (Neugeborenes)   Coff, Phos, Puls
Wadenkrämpfe   S. 104ff.   Calc-c, Cupr-act, Ham, Vib
Wärme bessert   Bell, Carb-v, Canth, Caust, Cham, Coff, Dulc, Hep, Kali-c, Mag-c, Mag-p, Merc, Nat-s, Nux-v, Phos, Rhus-t, Saba, Sil, Stram, Verat
Wärme verschlimmert   Alum, Apis, Gels, Lach, Nat-m, Nat-s, Plat, Puls, Sec, Sulf
Warzen   Calc, Cast-eq, Caust, Dulc, Merc, Nat-s, Nit-a, Sep, Sulf, Thuj
Wechselhaftigkeit   Caps, Cham, Mag-p, Plat, Puls, Tub-k, Zink
Wehen erfolglos   Cimic, Gels, Kali-c, Puls
Wehen erschöpfend   Caul
Wehen, »falsche«   Arn, Calc, Caul, Cham, Cimic, Gels, Kali-c, Nux-v, Puls, Sep
Wehen fehlen   Caul, Cimic, Gels, Puls, Sec, Sep
Wehen hören wieder auf   Bell, Cimic, Gels, Nux-v, Op, Puls, Sec
Wehen krampfartig   Caul, Caust, Cham, Cimic, Coff, Cupr, Gels, Op, Puls, Sec, Sep
Wehen mit Zerschlagenheitsgefühl   Arn

Wehen mit Ohnmacht   Cimic, Nux-v, Puls
Wehen plötzlich, plötzlich weg   Bell
Wehen sehr schmerzhaft   Bell, Cham, Coff, Nux-v, Sep
Wehen schwach   Caul, Kali-c, Puls
Wehen im Rücken   Cimic, Gels, Kali-c, Nux-v, Sep
Wehenschmerz   S. 110   Acon, Arn, Bell, Cham, Cimic, Coff,
   Gels, Nux-v, Puls, Sep
Wehenschmerz – Muttermund   S. 224–227 (Tab.)   Acon,
   Arn, Bell, Caul, Cham, Cimic, Coff, Gels, Kali-c, Nux-v, Plat,
   Puls, Sep
Wehenstörungen, -regulierung   S. 108–116   Caul, Cimic,
   Gels, Kali-c, Nux-v, Puls, Sep
Weinen   Graph, Ign, Kali-c, Mag-c, Nat-m, Puls, Plat, Staph
Weinerlichkeit   Puls
Wetterwechsel (-fühligkeit)   Bry, Calc, Calc-p, Colch, Graph,
   Mand, Phyto, Rhus-t
Windpocken   Merc, Rhus-t
Wochenfluss, zu geringer   S. 132 ff.   Arn, Bell-p, Nux-v,
   Puls, Sep
Wochenfluss, zu starker   S. 135–138   Arn, Bell, Chin, Coff,
   Ferr-p, Ham, Mill, Phos, Sab, Sec
Wochenflussstau   siehe Lochialstau
Wundheilung (Wochenbett)   **S. 149–152**   Calen, Caust,
   Hyper, Ruta, Staph, Symph
Wundheitsgefühl im Bauch, Becken   Bell-p
Wundheitsgefühl im Rachen   Rumx
Wundsein (Neugeborenes)   **S. 212f.**   Calen, Cham, Med,
   Sulf
Wundsekret zähgelb   Graph
Wunschsectio, Verlangen nach   Plat

Z   Zähne empfindlich   Staph
Zähneknirschen nachts   Mag-c, Phyt, Zinc
Zahnfleischbluten   S. 106f.   Ferr-p, Merc, Phos
Zahnungsbeschwerden   S. 214ff.   Bell, Cham, Mag-c,
   Mag-p, Puls, Rheum

Zappeligkeit   Calc-p, Med, Zinc
Zerschlagenheitsgefühl   Arn, Rhus tox
Ziegelmehlurin   Lyc
Zittern   Cupr-act, Gels, Plat, Zinc
Zorn   Aur, Bell, Cham, Cypr, Stram
Zuckungen im Schlaf   Zinc
Zugluft, empfindlich gegen   Chin, Nux-v, Sil
Zukunftsangst   Gels
Zukunftssorge   Lyc
Zunge trocken, glatt, rot   Lac-c, Phos
Zunge wirkt groß   Merc
Zungenbelag   Mag-c, Merc, Nat-p, Phos, Sulf
Zurückhaltung   Nat-m
Zustand nach Frühgeburt   Sil, Sep

Literaturverzeichnis

Atzl, Birgit: Homöopathie in der Hebammenpraxis. Ein Handbuch für Hebammen. 2. Aufl. Hannover: Elwin Staude 2008.

Boericke, William: Boericke, William: Homöopathische Mittel und ihre Wirkungen. 7., überarbeitete Auflage. Leer: Grundlagen und Praxis 2002.

Graf, Friedrich: Homöopathie für Hebammen und Geburtshelfer. Teil 1–8. Hannover: Elwin Staude, 2007.

Graf, Friedrich: Homöopathie und die Gesunderhaltung von Kindern und Jugendlichen. Ein Entwicklungsbegleiter. 3. Aufl. Ascheberg: Sprangsrade 2009.

Graf, Friedrich: Homöopathie unter der Geburt. 3. Aufl. Ascheberg: Sprangsrade 1999.

Hahnemann, Samuel: Organon 6 der Heilkunst. Gesamtausgabe. Hrsg. G.Macek. 2. Auflage. Buchendorf: Irl 2010.

Murphy, Robin: Klinische Materia Medica. Kandern: Narayana 2008.

Murphy, Robin: Klinisches Repertorium der Homöopathie. 2., überarb. Aufl. Kandern: Narayana 2008.

Pfeiffer, Herbert / Drescher, Michael / Hirte, Martin (Hrsg.): Homöopathie in der Kinder- und Jugendmedizin. 2. Aufl. München: Urban & Fischer 2007.

Phatak, S. R. Homöopathische Arzneimittellehre. 4. Aufl. München: Urban & Fischer 2009.

RADAR. Repertory Program. Homöopathie-Software. www.radar-csp.de

Revers-Schmitz, Ingrid: Praxisbuch Homöopathie für Hebammen. Stuttgart: Hippokrates 2005.

Schlüren, Erwin: Homöopathie in der Frauenheilkunde und Geburtshilfe. 8., überarb. Aufl. Stuttgart: Haug 2001.

Schroyens, Fredrik: Synthesis. Repertorium homoeopathicum syntheticum. Greifenberg: Hahnemann-Institut 2009.

Vermeulen, Frans: Kindertypen in der Homöopathie. 7., aktual. Aufl. Stuttgart: Sonntag 2007.

Die Autorin
Ingeborg Stadelmann (*1956)

Hebamme mit langjähriger homöopathischer Erfahrung und Aromaexpertin, Mutter dreier Kinder und vielfache Großmutter. Ihre ersten Homöopathiekenntnisse sammelte sie ab 1981 in einem Arbeitskreis mit Heilpraktikerinnen und im Selbststudium. Im Frühjahr 1987 begann sie ihre Homöopathie-Ausbildung bei dem bekannten Arzt und Homöopathen Dr. F. Graf.

Sie ist Gründerin der Hebammenpraxis & Geburtshaus »Erdenlicht« in Kempten und gibt mittlerweile ihr Wissen in beruflichen Fortbildungen von Hebammen, Pflegefachkräften und Apothekenpersonal sowie in der Erwachsenenbildung weiter. Themen sind: natürliche Geburtshilfe, Kräuterheilkunde, Homöopathie, Aromatherapie. Bei den beiden letzteren bietet sie Ausbildungen an.

1988 entstand die Zusammenarbeit mit der Bahnhof-Apotheke Kempten. Von dort werden ihre Original-Stadelmann®-Aromamischungen®, Teerezepturen und Homöopathische Taschenapotheken in alle Welt verschickt.

Ihre Publikationen sind in Fachzeitschriften und anderen Journalen zu lesen. Als Autorin wurde sie bekannt durch den Longseller *Die Hebammen-Sprechstunde (1994)*. Weitere erfolgreiche Bücher folgten: *Aromatherapie von der Schwangerschaft bis zur Stillzeit*, *Bewährte Aromamischungen*, *Homöopathische Haus- und Reiseapotheke*, *Ganzheitliche Therapien in Schwangerschaft und Stillzeit* und *Duft- und Heilpflanzen sehen, verstehen, anwenden*. In ihrem eigenen Verlag bietet sie Autoren eine Plattform für Gesundheitsthemen. Seit Frühjahr 2010 rundet der Online-Shop Stadelmann-Natur, den ganzheitlichen Lebensgedanken ab.

Seit 2009 ist sie Präsidentin von Forum Essenzia e.V. und Herausgeberin der Fachzeitschrift F·O·R·U·M für Aromatherapie, Aromapflege und Aromakultur.

Weitere Informationen: www.hebamme-stadelmann.de

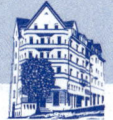
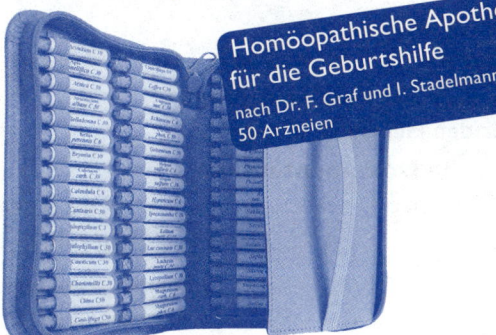

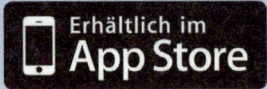
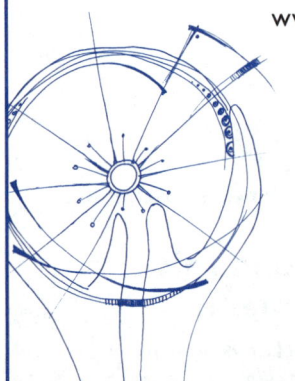

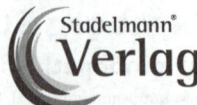